Gabriel Cousens

Bewußt essen
Band 2

Harmonie und Gesundheit
mit vegetarischer Ernährung

Gabriel Cousens

Bewußt essen

Band 2

Harmonie und Gesundheit mit vegetarischer Ernährung

Hinweis

Die in diesem Buch enthaltenen Informationen sind keine medizinischen Ratschläge oder Behandlungsempfehlungen. Bei der Durchführung von Ernährungsumstellungen oder Fastenkuren sollte ein naturheilkundlich orientierter Arzt konsultiert werden.

Aus dem Amerikanischen von Eric Kearney

Lektorat: Christian Andreas Hofer
Korrektorat: Udo Bender

Titel der Originalausgabe:
Conscious Eating

Deutsche Ausgabe

Einbandgestaltung: Titusz Pan
Satz und Innengestaltung: Hans-Nietsch-Verlag

Edition Sternenprinz im Hans-Nietsch-Verlag
Poststraße 3, 79098 Freiburg

ISBN 3-929475-67-7

Inhalt

Einleitung

Wenn wir uns für eine vegetarische Lebensweise entscheiden, stoßen wir auf tiefsitzende persönliche, kulturelle und religiöse Widerstände. Außerdem existieren zahlreiche pseudowissenschaftliche Gerüchte, welche die öffentliche Meinung über den Vegetarismus prägen. In diesem Buch geht es darum, die spezifischen Fragen zu klären. Im Gegensatz zur weitverbreiteten Meinung ist der Vegetarismus keine einheitliche Ernährungsweise, die nur von asketischen Gesundheitsfanatikern oder Esoterikern befolgt wird. Vielmehr ist der Vegetarismus Bestandteil jahrtausendealter spiritueller und kultureller Traditionen.

In vielen alten religiösen und spirituellen Traditionen spielt der Vegetarismus eine wichtige Rolle: in der jüdisch-christlichen Tradition, im Hinduismus, Buddhismus, Jainismus, Zoroastrismus, in der Yogalehre, bei den Pythagoreern, Essenern und anderen Gruppierungen. Gegenwärtig scheint die jüdisch-christliche Tradition den Vegetarismus abzulehnen. Allerdings gibt es eine Fülle von Beweisen dafür, daß in der ursprünglichen Reinheit der jüdisch-christlichen Religionen der Vegetarismus eine große Bedeutung hatte. Dieses Buch soll die vielen Mißverständnisse ausräumen, die bei den Religionen gegenüber dem Vegetarismus bestehen. Dadurch können wir den Vegetarismus mit unserer persönlichen religiösen Ausrichtung in Einklang bringen. Ein fundiertes Wissen wird somit zur Basis unserer Entscheidungen.

1

Ein neues Paradigma der Ernährung

Um auch die feinstofflichen Bereiche unseres Körpers und die subtilen Wirkungen unserer Lebensmittel mit einzubeziehen, mußte ich eine neue Ernährungstheorie erstellen. In dieser ist letztlich Gott die Quelle aller Ernährung. Dieses Kapitel vermittelt dem Leser das Basiswissen, um die physischen und feinstofflichen Bereiche der Ernährung verstehen zu können. Mit diesem neuen Modell lassen sich bestimmte spirituelle Phänomene und modernste wissenschaftliche Erkenntnisse erklären, die für die alte Ernährungslehre stets ein Rätsel blieben. Durch das neue Modell wird uns erst richtig bewußt, wie wir essen und welche Wirkungen die Lebensmittel in unserem Organismus entfalten. Sind Sie bereit, diesen Bewußtseinsschritt zu vollziehen?

Mutter Natur zu verstehen und mit ihr zu kooperieren geht am einfachsten, wenn man eine behutsame Beziehung zu ihr aufbaut. Ohne die Nahrung, mit der sie uns versorgt, könnten wir nicht überleben. Wie wir uns ernähren und uns um uns selbst kümmern, beeinflußt auf grundlegende Weise die Ökologie unseres Planeten. Eine ökologische Reform muß stets bei uns selbst beginnen.

Wie können wir erwarten, mit der Natur in Harmonie zu leben, wenn wir uns selbst vergiften? Wenn wir uns nicht um unseren inneren Fluß (das Kreislaufsystem), unsere innere Atmosphäre (die Lungen) und unseren inneren Boden (Haut und Gewebe) kümmern, wie können wir dann unseren Planeten vor Verschmutzung und Zerstörung bewahren? Unser Körper ist ein Teil der Natur, ein Teil dieser Erde. Je mehr wir uns um die Körperökologie kümmern, um so stärker wird sich auch unsere Einstellung zur globalen Ökologie verändern. Die Unsensibilität gegenüber unserem Körper führt zu einer Unsensibilität gegenüber der Natur. Bewußtes Essen ist untrennbar mit dem gesamten Planeten Erde verknüpft.

Unsere spirituelle Entwicklung ist auch von der Qualität unserer Ernährung abhängig. Gegenwärtig sind wir in die Spirale eines sich stetig erweiternden planetaren Bewußtseins eingebunden. Diese Bewußtseinserweiterung führt zu einem weltweiten spirituellen Erwachen der Menschen. Wenn sich der Körper im Zuge dieses Erwachens nicht auf höhere Schwingungen einstellen kann, um mit dem allgemeinen Spiritualisierungsprozeß Schritt zu halten, wird er womöglich in einen sehr unausgeglichenen Zustand geraten. Mehr als jemals zuvor bedarf es eines gesteigerten Körperbewußtseins, das dem sich erweiternden geistigen und spirituellen Bewußtsein entspricht.

Indem wir unseren Körper so pflegen, daß er die höheren spirituellen Energien aufzunehmen vermag, werden wir immer besser die volle Kraft des göttlichen Lichtes in uns entfalten können. Diesen Vorgang bezeichne ich als „vollständige körperliche Erleuchtung“, durch die wir uns als Körper und nicht als in ihm gefangen erfahren. In diesem Zustand ist der Körper nicht vom Geist getrennt, sondern Ausdruck des Geistes. Die spirituelle Entwicklung ist ein wesentlicher Bestandteil jenes Fundaments, durch das man ein vollständiges Verständnis der Ernährung erlangen kann.

Erkenntnisse alter Traditionen

Alles kommt von Gott und wird von Gott genährt. Die energetische Kraft Gottes ist die letztendliche Quelle aller Ernährung.

„Auf daß er dir kundtäte, daß der Mensch nicht lebt vom Brot allein, sondern von allem, was aus dem Mund des Herrn geht.“

5. Buch Mose 8,3

„Im Anfang war das Wort, und das Wort war bei Gott, und Gott war das Wort.“ Evangelium des Johannes 1,1

Die göttliche Kraft, die sich auf verschiedenen Verdichtungsebenen manifestiert, ist die grundlegende Nahrung für unseren Organismus. Von den beiden Bibelzitaten ausgehend können wir alle uns zugänglichen Formen von Energie als Nahrung betrachten. Dies schließt auch die reine, immaterielle kosmische Kraft ein, die von manchen Physikern als virtuelle Energie bezeichnet wird. Auch das Sonnenlicht ist ein wichtiger Nährstoff. Gleiches gilt für die Strahlung anderer Sterne und des Mondes, den Sauerstoff und die elektromagnetische Strahlung der Erde bis hin zur dichtesten und wohlschmeckenden Konzentration von Energie, der materiellen Nahrung aus dem Pflanzenreich. Wir erweitern also das Spektrum dessen, was wir als unsere Nahrung bezeichnen. Die Annahme des neuen Ernährungsparadigmas, daß Nahrung nicht nur materiell, sondern auch energetisch ist, wird in den chinesischen und tibetischen Heilsystemen ebenso wie im indischen Ayurveda bestätigt. Auch in der jüdisch-christlichen Tradition galt Energie ursprünglich als die wichtigste Nahrung. Den Überlieferungen zufolge stieg Enoch einst für 33 Tage lebendig zum Himmel empor. Nach der Rückkehr teilte er seine Erfahrungen seinen Kindern mit. Er sagte:

> *„Höre, Kind, von jener Zeit an, in der mich der Herr mit der Herrlichkeit seines Segens bedachte, nahm ich keine Nahrung (materielle Nahrung) mehr zu mir. Meine Seele erinnert sich nicht der irdischen Vergnügen, noch sehne ich mich nach irgend etwas Irdischem."*

Moses und Jesus dienen als Beispiele dafür, daß man nur von der direkten, immateriellen göttlichen Energie leben kann. Moses verbrachte 80 Tage ohne Wasser und Nahrung auf dem Berg Sinai. Jesus war 40 Tage und Nächte lang ohne Wasser und Nahrung in der Wüste. Als seine Jünger ihn dazu anhielten zu essen, antwortete Jesus: „Ich habe eine Speise zu essen, von der ihr nicht wisset." (Johannes 4,31) Dies führt zu zwei wichtigen Schlußfolgerungen. Erstens: Die großen Seelen haben einen Zustand spiritueller Transformation bis zur zellulären Ebene erfahren, der es ihnen ermöglicht, ihren Körper mittels der kosmischen Energie des Göttlichen zu ernähren. Zweitens: Es besteht ein Zusammenhang zwischen der energetischen Verdichtung unserer Nahrung und der spirituellen Transformation. Je weiter wir uns spirituell entwickeln, um so mehr können wir uns an den reichhaltigen Gaben Gottes auf der ursprünglichen Ebene der kosmischen Energie laben. Nahrung ist demnach alles, was wir aus verschiedenen energetischen Verdichtungsebenen, die alle aus der kosmischen Kraft stammen, in unseren Körper-Geist-Seele-Komplex aufnehmen. Grobstoffliche Nahrung ist die dichteste und Sonnenlicht die feinstofflichste Form von

Energie auf der materiellen Ebene. Jenseits des Materiellen ist reine kosmische Energie die subtilste Nahrung.

Subtile organisierende Energiefelder

Mit dem grundlegenden Verständnis, daß Nahrung sowohl energetisch als auch materiell sein kann, sind wir bereit für die nächste Stufe der neuen Ernährungstheorie, die uns ein Leben in Einklang mit Mutter Natur ermöglicht. Von entscheidender Bedeutung in dieser Theorie ist das Konzept der subtilen organisierenden Energiefelder (SOEFs), welches ich in meinem Buch *Ganzheitliche Ernährung und ihre spirituelle Dimension* eingehend erläutert habe.

Das Konzept der SOEFs beruht auf der Synthese von intuitiven und wissenschaftlichen Erkenntnissen. Es beruht auf der Vorstellung, daß alle lebendigen Systeme von einem Energiemuster umgeben und durchdrungen werden, welches sie auf jeder Ebene ihrer Existenz beeinflußt.

Das Buch *Das geheime Leben der Pflanzen* machte die Vorstellung populär, daß Pflanzen spezifische Energiefelder besitzen, die ganz bestimmte Muster aufweisen. Auch die Arbeiten Rupert Sheldrakes über die morphogenetischen Felder lebender Organismen bestätigen die Theorie von den SOEFs. Die von Sheldrake beschriebenen morphogenetischen Felder entsprechen den potentiellen und strukturellen Formen eines sich entwickelnden Systems, die bereits vorhanden sind, bevor sich das System auf der physischen Ebene manifestiert. Sie sind gewissermaßen die Schablone für die physische Form. Die SOEFs entsprechen den Plänen eines Architekten. Diese Pläne sind verantwortlich für Form und Funktion eines Gebäudes. Man könnte sie auch mit den Gedanken vergleichen, die zuerst da sind und bestimmen, welche Worte gesprochen werden.

Der Zustand der SOEFs bestimmt die Funktionsfähigkeit der Zelle. Die SOEFs zeigen sich durch die Stärke der zellulären Abstrahlung feinstofflicher Kraftfelder, der sogenannten Aura.

Außerdem werden sie durch das noch subtilere Kraftfeld der Gedanken reflektiert, welches bereits vor der physischen Manifestation des Geistes, dem Gehirn, vorhanden ist. Die SOEFs bestehen vor den physischen Ebenen unserer Existenz. Sie werden durch die subtilen Schwingungen unserer physischen, geistigen und spirituellen Ebene reflektiert.

Das Konzept von den SOEFs unterscheidet sich grundlegend von der 200 Jahre alten Ernährungslehre, die ich als materialistisch-mechanistische Theorie bezeichne. Sie geht davon aus, daß ausschließlich die materielle Ebene, also die Ebene der Proteine, Kohlenhydrate, Fette, Vitamine, Mineralien und anderer grobstofflicher Substanzen, von Belang sei. In der alten Ernährungslehre wird der gesundheitliche Wert eines Lebensmittels anhand seines Gehalts an Eiweiß, Kohlenhydraten und Fetten bestimmt. Dem Kaloriengehalt der Nahrung wird große Bedeutung beigemessen. Er gilt als einziger Indikator für den Energiegehalt der Nahrung. Die Begrenzung dieser alten Betrachtungsweise liegt in der Mißachtung der Tatsache, daß sich unsere Existenz aus verschiedenen Daseinsebenen zusammensetzt. Wir sind nicht nur materielle Maschinen, sondern ein Körper-Geist-Seele-Komplex. Unsere Lebensfunktionen sind nicht nur von grobstofflichen Substanzen, sondern auch von subtileren Energieformen abhängig. Die alte Ernährungslehre berücksichtigt nicht, daß unsere physische Nahrung ein unsere Gesundheit stärkendes Energiefeld besitzt, sofern es sich um lebendige Pflanzennahrung handelt.

In der alten Ernährungstheorie gilt es als unmöglich, wie Moses, Jesus oder Enoch 40 Tage und mehr ohne Wasser und grobstoffliche Nahrung zu überleben. In der SOEF-Theorie lassen sich diese Phänomene durchaus erklären. Ab einer gewissen Stufe der spirituellen Entwicklung ist es möglich, sich direkt von göttlicher Energie zu ernähren. Wenn eine Theorie bestimmte Phänomene nicht erklären kann, muß man sie in Frage stellen und gegebenenfalls vervollständigen oder verändern. Die SOEF-Theorie ersetzt die materialistisch-mechanistische Lehre keineswegs. Vielmehr enthält sie die alte Lehre in einem erweiterten, ganzheitlichen Konzept, bei dem die verschiedenen Ebenen unseres Körper-Geist-Seele-Komplexes Berücksichtigung finden.

Die SOEFs existieren bereits vor der Entstehung der physischen Form. Sie bilden die Matrix oder Schablone für die sich entwickelnden biologischen Formen und Strukturen. Sie sind also nicht die Folgeerscheinung einer physischen Form wie etwa die magnetischen Linien eines Magneten. In der SOEF-Theorie ist vielmehr die Form, Funktion und Energie das Endprodukt einer bereits vorhandenen energetischen Form bzw. eines SOEF. Beeindruckende Beweise für die Existenz der SOEFs lieferte Marcel Vogel, einer der führenden Kristallexperten der Welt. Vogel konnte die Kristallisation von Cholesterinestern auf Videofotografien festhalten. Er beobachtete, daß unmittelbar vor Entstehung des materiellen Kristalls bereits eine blaue Energieform vorhanden war. Diese zeigte sich den Bruchteil einer Sekunde vor dem Übergang der unstrukturierten Cholesterinflüssigkeit in eine kristalline Form.

SOEFs sind die erhaltende, Form und Funktion vorgebende Schablone eines lebendigen Organismus. Das dynamische Zusammenspiel zwischen den SOEFs der Pflanzen, die wir essen, und den SOEFs unseres eigenen Organismus ist für das Verständnis des neuen Ernährungsparadigmas von entscheidender Bedeutung.

Die SOEF-Theorie befindet sich im Einklang mit den Vorstellungen vieler Physiker über die Entstehung materieller Phänomene. Große Denker wie Albert Einstein und Nikola Tesla hielten die Materie für das Endprodukt eines Energieverdichtungsprozesses, welcher in der universellen feinstofflichen Energie seinen Anfang nahm. Diese universelle feinstoffliche Energie wird von Wissenschaftlern als virtuelle Energie, als Vakuumzustand oder auch als Nullpunktenergie bezeichnet. Es handelt sich dabei um einen perfekt organisierten, unmanifestierten Zustand, aus dem alles hervorgeht, was im physischen Universum existiert. In spirituellen Kreisen wird die Nullpunktenergie auch kosmische Energie, reines Bewußtsein oder kosmisches Prana genannt.

Die SOEF-Theorie unternimmt den Versuch, den Verdichtungsprozeß aus Gottes subtiler, mit Überlichtgeschwindigkeit schwingender Nullpunktenergie bis hinein in die Materie zu erklären. Im folgenden werde ich diese potentielle Energie, die das gesamte Universum ausfüllt, als Nullpunktenergie bezeichnen. Es ist jene Energie, die bereits vor der Materialisation eines physischen Objektes vorhanden ist. In einem persönlichen Gespräch erklärte mir Adam Trombley, Astrophysiker und Experte für Nullpunktenergietechnologien, daß die Energie, welche für die Materialisation eines Objekts benötigt wird, nur ein Quadrillionstel (1×10^{15}, eine Zahl, die 1000mal größer ist als eine Billion) der in diesem Raumvolumen vorhandenen Energie ausmacht. Mit anderen Worten existiert auf der Nullpunktebene ein praktisch unbegrenztes Energiepotential. Wir müssen nur lernen, diese unerschöpfliche Energie nutzbar zu machen. Dr. Trombley schätzt, daß in einem Kubikzentimeter Raum eine Energie vorhanden ist, die der Energie einiger Millionen Tonnen Uranium entspricht.

In seiner einheitlichen Feldtheorie wies Albert Einstein wiederholt darauf hin, daß das Energiefeld vor der materiellen Form vorhanden ist und somit deren Entstehung überhaupt erst ermöglicht. Die SOEFs entstehen aus der Nullpunktenergie. Sie sind die organisierende Schablone für jede energetische Ebene eines lebendigen Organismus, von der DNS/RNS-Struktur über die Zellen und Organsysteme bis hin zur Gesamtform und -energie eines Lebewesens. Die SOEFs stehen in ständiger Verbindung mit der Nullpunktenergie und ermöglichen deren Verdichtung in die Energiefelder des menschlichen Körpers. Die SOEFs strukturieren und energetisieren den Körper-Geist-Seele-Komplex. Der Körper ist somit eine durch die SOEFs vorgegebene und stabilisierte Form.

Ab einem gewissen Punkt unserer spirituellen Entwicklung werden wir sensibler für die SOEFs und damit auch für kosmische Energie. Dieses erweiterte Bewußtsein wird zunächst in ganz besonderen Momenten wie tiefer Meditation und Gebet oder auch in jenen mitunter im Sport vorkommenden magischen

Augenblicken erlebt. Je mehr wir uns spirituell entwickeln, um so größer wird unsere Sensibilität für die Nullpunktenergie, und um so leichter kann sich der Geist mit unserem ewigen wahren Selbst verbinden. Je häufiger wir in dieser Resonanz mit dem Göttlichen verweilen, um so mehr wird sie auch zum Bestandteil unseres Bewußtseins im alltäglichen Leben. Eines Tages werden wir dann durch die Erfahrung dieses Energieflusses vollständig transformiert. Dieser Zustand wird als kosmisches Bewußtsein bezeichnet.

Ist ein Mensch vollkommen eins mit dieser Energie, so ist die erhabenste und höchste Stufe der bewußten Ernährung erreicht. Wenn wir diese Einheit verwirklicht haben, können wir sie auch im Trubel des Alltags erhalten. Der Körper ist ein Vehikel, durch das wir den Fluß der kosmischen Energie wahrnehmen und uns im göttlichen Bewußtsein verankern können. Die Wahrnehmung des kosmischen Energieflusses durch unseren Körper verbindet uns mit Himmel und Erde. Wir werden wie der Baum des Lebens, dessen Äste in den Himmel ragen und die himmlischen Energien aufnehmen und dessen Wurzeln sich mit den Energien der Erde verbinden.

Die SOEFs besitzen also eine Form und können Energie aufnehmen, speichern und verlieren. Daher unterscheiden sie sich von den von Rupert Sheldrake beschriebenen organischen Formen oder morphogenetischen Feldern. Diese geben nur Formen vor, sind aber weder Materie noch Energie. Nachdem sich der Körper materialisiert hat, wird er zum Brennpunkt der SOEFs in Raum und Zeit.

Wenn die SOEFs energetisiert werden, stärkt dies ihre Struktur und erhöht ihre Fähigkeit, dem Gesamtorganismus als Schablone zu dienen. Dies wiederum verbessert Form und Funktion des Organismus auf physischer Ebene. Im einzelnen bedeutet dies unter anderem eine Verbesserung der DNS/RNS-Systemfunktion, der Eiweißsynthese, der Enzymfunktion, der Zellfunktion und Zellteilung. Alle Funktionen des Drüsen- und Organsystems sowie des Gesamtorganismus werden gestärkt. Energetisierte SOEFs bewirken somit eine Gesundheitsverbesserung des lebenden Organismus auf allen Ebenen. Demgegenüber führen Energieverluste und energetische Ungleichgewichte der SOEFs zu einer Schwächung und Degeneration des Organismus.

SOEFs in Lebensmitteln

Alle lebendigen Pflanzen haben SOEFs. Durch unsere Nahrung nehmen wir SOEF-Energie aus der Natur auf. Lebensmittel mit wohlstrukturierter SOEF-Energie erhöhen die Energie unserer körpereigenen SOEFs und stärken dadurch Form und Funktion unseres Körpers. Werden Lebensmittel gekocht oder verarbeitet, verlieren sie die volle Kraft ihrer SOEFs. Am meisten werden unsere körpereigenen SOEFs durch den Verzehr von rohen, frischen, lebendigen und naturbelassenen Produkten gestärkt. Dies sind die für uns gesündesten Lebensmittel.

Die Bedeutung der Lebensmittelstruktur wird durch die an der Fernöstlichen Akademie der Wissenschaften in Wladiwostok, Rußland, von Professor Israel Brekhman durchgeführten Forschungen untermauert. Prof. Brekhman fand heraus, daß die strukturelle Integrität eines Lebensmittels die allgemeine Energie dieses Produkts auf eine Weise beeinflußt, die weit über den in Kalorien meßbaren Wert hinausgeht. Brekhman entwickelte das Konzept von den Signifikanten Aktionseinheiten (SUA – significant units of action). Die SUAs messen, wie lange ein Tier, das mit einem bestimmten Lebensmittel gefüttert wurde, körperliche Arbeit verrichten kann. Brekhman entdeckte, daß lebendige, naturbelassene Produkte wesentlich mehr SUAs enthalten als die gleichen Lebensmittel, deren strukturelle Integrität durch Kochen oder andere Arten der Verarbeitung beeinträchtigt wurde. Der Kalorienwert blieb unverändert. Dennoch konnten die Tiere wesentlich mehr körperlich arbeiten, wenn man sie mit wohlstrukturierten rohen Lebensmitteln fütterte. Gekochte Produkte haben eine weniger harmonische Struktur, da die Hitzebehandlung die physische Struktur und kurz darauf auch ihre SOEFs verändert.

In der traditionellen mechanistisch-materialistischen Ernährungslehre wird hingegen behauptet, Lebensmittel hätten, unabhängig davon, ob roh oder gekocht, immer den gleichen Energiegehalt. Brekhmans Studie stützt die SOEF-Theorie, da sich ihre Resultate nur durch das Vorhandensein von weiteren energetischen Ebenen erklären lassen. Wird die Struktur dieser energetischen Felder gestört, so wird auch die Energie und die Qualität, die das Lebensmittel auf unseren Organismus überträgt, vermindert.

Die Höherwertigkeit lebendiger Nahrung gegenüber verarbeiteter Kost läßt sich im neuen Ernährungsparadigma auf verschiedenen Ebenen erklären, auch auf der chemisch-analytischen. So geht beispielsweise das in Vollweizen noch enthaltene Spurenelement Chrom bei der Verarbeitung zu Auszugsmehl verloren. Wir benötigen jedoch Chrom zur Verstoffwechslung der im Weizen vorkommenden Kohlenhydrate. Um dies kompensieren zu können, muß unser Organismus seine eigenen Chromvorräte angreifen. Früher oder später führt dies zu einem Chrommangel. Oder betrachten wir die Enzyme. Lebendige Nahrung enthält noch eigene Enzyme, die unseren Körper beim Verdauungsvorgang unterstützen. Das Kochen führt jedoch zu einer Inaktivierung dieser Enzyme. Um dies auszugleichen und die Nahrung richtig verdauen zu können, muß der Körper auf seine eigenen Enzymvorräte zurückgreifen. Dadurch ensteht wiederum ein Mangel.

Die beiden Beispiele zeigen, daß gekochte und verarbeitete Nahrung unserem Körper sogar Energie entzieht. Auf der Ebene der SOEFs geschieht das gleiche. Die wohlstrukturierten SOEFs natürlicher Lebensmittel werden durch das Kochen und Verarbeiten nachteilig verändert. Der Körper muß seine eigene SOEF-Energie aufwenden, um die SOEFs der verzehrten Nahrung wieder in einen geordneten Zustand zu bringen. Daraus resultiert im Laufe der Zeit eine subtile Abnahme von Energie und Struktur auf allen Ebenen. Mit der SOEF-Theorie läßt sich erklären, warum die in Brekhmans Studie mit frischer Rohkost gefütterten Tiere mehr Ausdauer und Energie hatten. Des weiteren erklärt sie auch, warum so häufig ein allgemeiner energetischer Erschöpfungszustand einsetzt, wenn man sich längere Zeit vorwiegend von gekochten und verarbeiteten Produkten ernährt hat.

Sobald wir unsere körpereigenen SOEFs energetisieren können, läßt sich zu einem gewissen Grad sogar der Alterungsprozeß umkehren. Dies wird durch die erhöhte Ordnung in der Steuerung der Körperfunktionen möglich. Je entwickelter diese Ordnung, um so geringer sind die Alterungserscheinungen. Verursacht wird der Alterungsprozeß durch die allmählich einsetzenden Funktionsstörungen eines Organismus. Das Energetisieren der SOEFs kehrt diesen Entropieprozeß des Alterns in sein Gegenteil um. Als Arzt kann ich bei meinen gesundheitsbewußten Patienten häufig diese Umkehrung beobachten. Diejenigen, die ihre Ernährungs- und Lebensgewohnheiten umstellen, so daß eine Harmonisierung und Energetisierung der SOEFs einsetzt, werden scheinbar immer jünger.

Diese Naturgesetze sind kein wohlgehütetes Geheimnis. In vielen alten Heilsystemen wie dem indischen Ayurveda und der Lebensbaumtradition der Essener werden sie ausführlich beschrieben. Wenn wir die Lebensgesetze befolgen, fühlen wir uns flexibler, leistungsfähiger und geistig klarer. Alle Körperfunktionen werden durch ein Leben in Einklang mit den Naturgesetzen verbessert. Eine besonders bemerkenswerte Verdeutlichung dieses Vorgangs finden wir in einer Studie, die von der American Geriatric Association im Jahre 1979 veröffentlicht wurde. 47 Personen mit einem Durchschnittsalter von 52,5 Jahren wurden untersucht. Diejenigen, die seit mehr als sieben Jahren regelmäßig meditierten, waren physiologisch circa zwölf Jahre jünger als die nicht meditierenden Personen des gleichen chronologischen Alters. Neben der Ernährung bietet die Meditation eine enorme Erhöhung des Energiegehalts unserer SOEFs.

Ein einfaches Experiment mit braunem Zucker veranschaulicht, wie Energie und Ordnung zusammenhängen. In ein mit Wasser gefülltes Glas werden einige Eßlöffel brauner Zucker gegeben. Wenn das Wasser dabei relativ ruhig bleibt, sammelt sich der Zucker klumpenförmig am Boden des Glases. Wird das Wasser umgerührt, also Energie zugeführt, so bildet sich ein Wasserwirbel, der einer Energetisierung der SOEFs gleichkommt. In diesem Wirbel befindet sich auch der braune Zucker, der sich innerhalb dieses Wirbels zu einer wohlstrukturierten Form anordnet. Beendet man das Umrühren, verliert der Wasserwirbel sofort seine Ordnung, da dem System keine Energie mehr zugeführt wird. Durch diesen Energieverlust geht auch die harmonische Form des braunen Zuckers verloren. Das gleiche passiert, wenn wir so leben, daß unsere SOEFs geschwächt werden. Durch eine ungesunde Lebensweise bringen wir Körper und Geist in einen Zustand von Unordnung, der früher oder später zum Verlust unserer Gesundheit führt (siehe S. 23).

Obgleich das neue Ernährungsparadigma ebensowenig wie die alte mechanistisch-materialistische Betrachtungsweise vollständig wissenschaftlich bewiesen werden kann, ist das SOEF-Modell überaus hilfreich für ein tieferes Verständnis von Gesundheit, Krankheit und Alterungsprozessen. Wir verfügen nunmehr über neue und ganzheitliche Erfahrungs- und Denkansätze, wie wir uns durch unsere Ernährung mit der Natur und den Lebensgesetzen verbinden können.

Das Experiment mit braunem Zucker

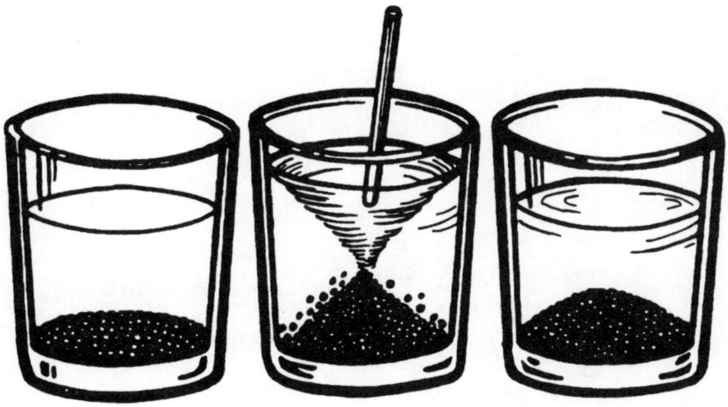

1 2 3

In der SOEF-Theorie führt die Zufuhr von Energie zu einer Erhöhung der Ordnung.

Diese Darstellung veranschaulicht die Beziehung zwischen Energie und Ordnung.

Das Umrühren des Wassers führt zur Entstehung eines Wasserwirbels. Diese Energiezufuhr bringt die Anordnung des braunen Zuckers in eine geordnete Form (Schritt 2).

Wird nicht mehr umgerührt, verliert der braune Zucker seine Ordnung und fällt wieder klumpenförmig in sich zusammen (Schritt 3).

Auf die gleiche Weise fällt auch unsere Gesundheit langfristig in sich zusammen, wenn wir uns nicht die von uns benötigte Energie durch lebendige Nahrung und eine gesundheitsfördernde Lebensweise zuführen, um somit die Ordnung unserer SOEFs zu erhalten.

Das Wunderbare an diesem neuen Paradigma ist, daß wir kein Arzt sein müssen, um es zu verstehen.

Wir müssen lediglich die Geschenke Gottes in ihrer natürlichen Form annehmen.

Frische, rohe, lebendige und unverarbeitete Lebensmittel stärken unsere SOEFs und sind am gesündesten.

2

Grundlagen einer gesunden Ernährung

In diesem Kapitel werden wir uns mit den Grundlagen einer gesunden Ernährung beschäftigen. Die Wissenschaft bestätigt, daß die gesündesten Geschenke der Natur an uns natürliche, unverarbeitete Lebensmittel sind. In diesen biologischen und vollwertigen Produkten sind die Heilkräfte von Sonne, Wasser und Erde enthalten. Sind Sie bereit, Gottes Geschenke so anzunehmen, wie sie die Natur uns liefert?

Eine bewußte Ernährung berücksichtigt neben den körperlichen biochemischen Vorgängen auch den Austausch mit der Umwelt, den wir durch unsere Ernährungsweise eingehen. Ich bezeichne dies als die Harmonie der Ganzheit. Aus dieser Perspektive betrachten wir die Auswirkungen unserer Ernährung auf Boden, Wasser, Luft, Menschen und Tiere sowie den Weltfrieden. Leider müssen wir dabei auch lernen, wie man in einer vergifteten, radioaktiv belasteten Umwelt lebt, inmitten einer Gesellschaft, die sich von der Natur abgewandt hat. Je besser wir uns allen gesellschaftlichen Widerständen zum Trotz an diese Umstände anpassen, um so tiefer wird die Verbundenheit mit dem Göttlichen. Die Früchte unserer Bemühungen führen zu einer größeren Harmonie mit uns selbst und der Welt.

Die geeignetste Ernährung, um diesen Zustand zu erreichen, ist eine vegetarische Kost. Mit ihr lassen sich alle Richtlinien für eine gesunde Ernährung erfüllen, auf die ich in diesem Kapitel eingehen werde. Diese Richtlinien stehen nicht im Widerspruch zu der in meinem Buch *Individuelle Ernährung mit Ayurveda* beschriebenen individualisierten Ernährung. Bei einer vegetarischen Kost lassen sich mühelos alle wichtigen Aspekte berücksichtigen: Konstitutionstyp, Säure-Basen-Haushalt, erwärmende und kühlende Wirkung der Nahrung, Yin- und Yang-Ausgeglichenheit, Jahreszeiten, Arbeit, Meditation, Gebet, Verdauungskraft, allgemeiner Gesundheitszustand und die sonstigen Faktoren einer individualisierten Ernährung. Ich lade Sie ein, den Vegetarismus aus verschiedenen Perspektiven zu erforschen.

Bei dem Ausarbeiten der in diesem Buch enthaltenen Ernährungsrichtlinien waren drei Kriterien für mich besonders wichtig. Erstens: Stimmen die Informationen mit den Ergebnissen der wirtschaftlich und politisch unabhängigen Forschung überein?

Um dies zu überprüfen, wandte ich mich an wissenschaftliche Organisationen wie die International Society for Research on Nutrition and Diseases of Civilization (ISRNDC). Diese von Albert Schweitzer gegründete Gesellschaft besteht aus mehreren hundert renommierten Wissenschaftlern, Ärzten und Naturheilkundigen aus über 75 Ländern. Sie wird nicht von der Industrie oder irgendeinem Berufsstand gefördert und kann dadurch forschen, ohne auf wirtschaftliche Interessen Rücksicht nehmen zu müssen.

Außerdem profitierte ich von dem großen Erfahrungsschatz angesehener Autoritäten aus der Naturheilkunde wie Dr. Paavo Airola, Dr. Max Bircher-Benner, Dr. Max Gerson und Dr. Edmond Bordeaux Székely. So hat beispielsweise Dr. Székely auf seiner Rancho La Puerto in Mexiko über einen Zeitraum von dreißig Jahren bei über 123 000 Patienten mit allen möglichen Krankheiten, einschließlich Krebs, eine mehr als 90prozentige Heilungsquote erzielt. Dabei war der zentrale Bestandteil einer jeden Therapie die vegetarische, zu 80–100 Prozent aus Rohkost bestehende Ernährung. Schwerkranke bekamen eine 100prozentige Rohkost, nach erfolgter Heilung wurde auf 80prozentige Rohkost umgestellt.

Das zweite Kriterium bei der Erstellung meiner Ernährungsrichtlinien lautete: Stehen meine Gesundheitsempfehlungen im Einklang mit den seit Jahrtausenden gesammelten Beobachtungen diverser Kulturen?

Heutzutage halten manche Menschen den Vegetarismus für eine neuartige und radikale Ernährungsweise. Allerdings wird die vegetarische Ernährung bereits in dem persischen *Zendawesta* von Zoroaster empfohlen, das einige Jahrtausende vor der Bibel verfaßt wurde. Die Essener, die laut verschiedenen Historikern eine durchschnittliche Lebenserwartung von 120 Jahren hatten, ernährten sich vegetarisch und befolgten die in diesem Buch vorgestellten Prinzipien. Außerdem stimmen meine Empfehlungen im wesentlichen mit jenen des spirituellen Lehrers und Mathematikers Pythagoras überein.

Die gesündesten Völker der Erde wie die Hunza, die Vilcabamba- und Maya-Indios sowie einige andere Kulturen, bei denen es prozentual weitaus mehr über Hundertjährige gibt als bei uns, pflegen eine Ernährungsweise, die der von mir empfohlenen Kost sehr ähnelt. Selbstverständlich ist die Ernährung dieser Völker nicht identisch. So stellt beispielsweise in Südamerika Mais die wichtigste Getreidesorte dar. Bei den Hunza hingegen übernimmt diese Rolle der Weizen. Die meisten dieser langlebigen Völker ernähren sich vollständig vegetarisch. Einige wenige, wie die Hunza, essen ungefähr einmal im Monat bei festlichen Anlässen etwas Fleisch.

Das dritte Kriterium für meine Ernährungsrichtlinien hieß: Stimmen meine Empfehlungen mit meinen persönlichen und beruflichen Erfahrungen aus den letzten zwanzig Jahren überein? Immer wieder beobachtete ich, wie die von mir empfohlene Lebensweise, die auf einer vegetarischen Ernährung aufbaut, bei meinen vielen tausend Patienten zu verbesserter Gesundheit, mehr Lebensfreude und spiritueller Inspiration führte.

Die von mir erstellten Ernährungsrichtlinien sind nahezu identisch mit jenen der Forschungsgesellschaft International Society for Research on Nutrition and the Diseases of Civilization.

Fünf Ernährungsrichtlinien

1. Essen Sie natürliche Lebensmittel

Hierbei handelt es sich um Lebensmittel, die unter natürlichen Bedingungen auf biologischen, fruchtbaren Böden wachsen. Nahrungsmittel sind nicht mehr natürlich, wenn sie auf ausgelaugten, chemisch behandelten Böden gewachsen sind. Die Produkte aus der konventionellen, chemieorientierten Landwirtschaft werden mit Herbiziden und Pestiziden besprüht. Häufig werden sie im unreifen Zustand geerntet, hitzebehandelt und bestrahlt. Manchmal handelt es sich auch um genetisch manipulierte Produkte, die lange Transportwege durchstehen können, ohne ihr Aussehen zu verändern.

Bei der konventionellen Pflanzenproduktion hält man sich nicht mehr an die Prinzipien der Natur. Dabei können ihre

Erzeugnisse sogar schöner aussehen als biologisch angebaute Ware. Qualität und Vitalstoffgehalt dieser künstlich angebauten Früchte, Gemüse, Nüsse, Samen, Getreide und Hülsenfrüchte lassen jedoch sehr zu wünschen übrig. Der ernährungsphysiologische Wert biologisch angebauter Pflanzen ist meist wesentlich höher als jener von konventionell erzeugten Produkten aus der gleichen Region. Eine Studie der Rutgers-Universität ermittelte, daß biologische Lebensmittel durchschnittlich 83 Prozent mehr Nähr- und Vitalstoffe enthalten als die übrige Ware. Selbstverständlich schwankt auch die Qualität von biologischen Produkten von Region zu Region. Daher empfehle ich, Ihren Speiseplan zu variieren und viele verschiedene Lebensmittel unterschiedlicher Herkunft zu essen, um das gesamte Spektrum der Nähr- und Vitalstoffe aufzunehmen.

Die gesamte Welternährung hängt von der Qualität des Bodens ab. Alle großen Nationen waren auf die Fruchtbarkeit der Erde angewiesen, und der Niedergang vieler Zivilisationen läßt sich direkt auf den Verlust an fruchtbarem Boden zurückführen. Auch die Tiere sind vom Pflanzenleben und damit von der Qualität des Bodens abhängig. Die Gesundheit der Menschheit steht und fällt mit der Gesundheit der Erde. Diese wichtige Erkenntnis wird von der Nahrungsmittelindustrie und den Ernährungswissenschaft lehrenden Universitäten mißachtet. Es ist unsinnig, von Tomaten oder Möhren zu sprechen, als hätten sie stets den gleichen Nähr- und Vitalstoffgehalt. Der ernährungsphysiologische Wert unserer Lebensmittel schwankt enorm, in Abhängigkeit von der Qualität des Bodens und der Anbaumethoden.

Die konventionelle Agrarwirtschaft bringt noch weitere Probleme mit sich. Die Verwendung von Kunstdünger und Chemikalien in der Landwirtschaft ermöglicht zwar kurzfristig höhere Erträge, beeinträchtigt jedoch langfristig das ökologische Gleichgewicht des Bodens. Die Pflanzen werden überzüchtet. Durch das zu schnelle Wachstum wird der natürliche Stoffwechselrhythmus gestört, so daß die Pflanzen ihre Stärke und Säuren nicht mehr in Fruchtzucker umwandeln können. Außerdem wird die Aufnahme von wichtigen Mineralien beeinträchtigt.

Verschlimmert wird das Ganze noch durch die Praxis, Früchte und Gemüse im unreifen Zustand zu ernten, um die Verluste während des Transports zu minimieren. Auf unserem Küchentisch angelangt, sind diese Produkte oftmals noch nicht reif. Unreife Früchte und Gemüse schmecken nicht nur schlechter, sondern sind zudem eher säurebildend. Derartige Lebensmittel enthalten weniger Nähr- und Vitalstoffe. Sie sind dadurch gewissermaßen „krank" und beeinträchtigen unsere Vitalität und Gesundheit.

Der erste große Nachteil konventionell angebauter Produkte ist also der verminderte Nähr- und Vitalstoffgehalt. Zweitens werden diese Nahrungsmittel mit Pestiziden und Herbiziden behandelt. Dies ist erforderlich, da die abwehrgeschwächten Pflanzen ansonsten leichte Beute für alle möglichen Schädlinge wären. Viele der sogenannten „Pflanzenschutzmittel" sind nicht nur für Insekten und Pilze, sondern auch für Menschen hochgiftig. Diese Gifte durchdringen das gesamte Pflanzengewebe, sowohl von der Oberfläche her als auch über die Wurzeln. Egal, wie gründlich wir waschen, beim Genuß solcher Produkte nehmen wir diese hochgiftigen Substanzen auf. Die Herbizide, Pestizide und Fungizide töten zudem die normalen Erdbakterien und Regenwürmer, die für die Gesunderhaltung der Erde und damit für das Pflanzenwachstum notwendig sind. Leider würde selbst ein sofortiges Verbot dieser Giftstoffe bei uns die Gefahr noch immer nicht bannen, da wir über Nahrungsmittelimporte weiterhin diesen Substanzen ausgesetzt wären. In meinem Garten verwende ich noch nicht einmal biologische Pestizide. Ich überlasse den Insekten ihren Anteil und habe immer noch mehr als genug für mich und meine Familie.

Wenn wir uns nicht um Harmonie mit der fruchtbaren Erde bemühen, werden wir Menschen, die wir aus dem Staub der Erde entstanden sind, früher als nötig wieder zu Staub werden. Die Qualität unserer Nahrung hängt wesentlich von der Qualität der Böden sowie der Gesundheit der Pflanzen ab. Wenn wir diese Zusammenhänge berücksichtigen, wird unsere Gesundheit es uns danken.

Um wirklich optimal genährt zu sein, empfiehlt es sich, die Lebensmittel entweder im eigenen Garten anzubauen oder ausschließlich Ware aus kontrolliert biologischem Anbau zu verwenden. Vielerorts gibt es kleine Märkte, bei denen Bauern aus der Umgebung ihre biologisch angebauten Erzeugnisse anbieten. Sprechen Sie mit den Bauern über ihre Anbaumethoden. Dadurch verliert ihre Nahrung auch die ansonsten übliche Anonymität.

Unsere Gesundheit und Lebensdauer stehen in direktem Verhältnis zur Natürlichkeit unserer Lebensmittel. Dr. Paavo Airola weist darauf hin, daß Ernährungsforscher wie Dr. Weston A. Price, Vilhjamur Steffansson, Dr. McCarrison und Arnold DeVries bei den von ihnen untersuchten Naturvölkern, die „weder unter Krankheiten noch Zahnverfall" litten, stets eine Ernährungsweise vorfanden, die aus natürlichen, regional angebauten Lebensmitteln bestand. Sobald diese Völker von der Zivilisation eingeholt wurden und ihre traditionelle Ernährung zugunsten von industriell verarbeiteten Produkten wie Auszugsmehl, Industriezucker und Dosennahrung aufgaben, stellten sich auch bei diesen sogenannten „primitiven" Völkern bald Zahnverfall und alle möglichen Zivilisationskrankheiten ein.

Arnold DeVries untersuchte die Aufzeichnungen der Indianer Nord- und Südamerikas, der asiatischen, afrikanischen und australischen Ureinwohner sowie der neuseeländischen Maoris. Er fand, daß bei diesen Völkern Krankheiten kaum vorkamen. Der Gesundheitszustand der Menschen war überragend, die Fruchtbarkeit hoch, Zahnkrankheiten fehlten völlig, Geburten verliefen schnell und nahezu schmerzfrei, und degenerative Krankheiten traten, wenn überhaupt, in einem höheren Alter auf, als dies bei uns der Fall ist. Sobald jedoch die aus minderwertigen Nahrungsmitteln bestehende Zivilisationskost eingeführt wurde, ging es mit der Gesundheit rasch bergab. Die Menschen wurden krankheitsanfälliger, Geburten wurden schmerzhaft, und fast jeder litt unter Zahnverfall.

2. Essen Sie ganze Lebensmittel

Ganze Lebensmittel sind solche, die nicht zerteilt oder anderweitig verändert wurden. Sie enthalten alle ursprünglich vorhandenen Nähr- und Vitalstoffe. Wenn einem Lebensmittel eine chemische Substanz hinzugefügt oder ein natürlicher Inhaltsstoff entfernt wird, stört dies die harmonische Ausgewogenheit. Das Yin-Yang-Gleichgewicht und die Synergie aus den fünf Elementen wird beeinträchtigt. Nach Tausenden von Jahren natürlicher Ernährung ist der menschliche Körper programmiert, von Nahrung zu leben, die in der Natur wächst. Wenn unsere Lebensmittel durch Zusätze, Konservierungsmittel, Farbstoffe, Mikrowellen, radioaktive Bestrahlung und Kochen verändert werden, kommt es zu chronisch degenerativen Krankheiten. Die vielen Studien an Naturvölkern beweisen diesen Zusammenhang eindrücklich.

Während des Ersten Weltkriegs gab es in Dänemark beträchtliche Nahrungsmittelengpässe. Um die Not zu lindern, förderte die dänische Regierung den Getreideanbau, während gleichzeitig die Nutztierhaltung und Fleischproduktion eingeschränkt wurden. Getreide wurde nicht mehr unter großem Industrieaufwand verarbeitet, sondern als Vollkorn genossen. Die Landwirtschaft wurde angewiesen, anstelle von Fleisch mehr Getreide, Gemüse, Obst und Milchprodukte zu liefern. Nach einem Jahr sank die Todesrate um 40 Prozent. Die in anderen europäischen Ländern zu jener Zeit wütenden Krankheiten, einschließlich einer verheerenden Grippeepidemie, gingen an Dänemark fast spurlos vorüber. Dänemark wurde zum gesündesten Land Europas.

Bei der Empfehlung, ganze Lebensmittel zu bevorzugen, gibt es eine Ausnahme: frische Säfte. Die Herstellung frischer Säfte beeinträchtigt den gesundheitlichen Wert nur minimal, da alle lebenswichtigen Faktoren erhalten bleiben. Rohe, unpasteurisierte Säfte enthalten Enzyme, Mineralien und Vitamine in einer noch konzentrierteren Form als die Ausgangsprodukte. Die Vitalstoffe können aus Säften leichter und unter weniger

Verdauungsaufwand in das zelluläre System integriert werden. Das einzige, was Säften fehlt, sind die Faserstoffe. Die bei der Verdauung der Faserstoffe eingesparte Energie kommt dafür den Heilungs- und Regenerationsvorgängen des Körpers zugute. Dr. Walker, der von frischen Säften und Rohkost lebte und damit 116 Jahre alt wurde, war überzeugt, daß Rohkost die für uns optimale Nahrung ist. Walker hielt frische Säfte besonders während der Umstellungsphase auf Rohkosternährung für wertvoll. Frische, unpasteurisierte Säfte liefern dem Körper lebenswichtige Enzyme, Vitamine, Mineralien, Spurenelemente und andere chemisch noch nicht näher identifizierte Substanzen, die beim Kochen nahezu vollständig verlorengehen. Außerdem versorgen Säfte unseren Organismus mit alkalischen Substanzen, welche die bei den meisten Menschen vorhandenen giftigen Säuren neutralisieren. Diese alkalischen Mineralien unterstützen das Säure-Basen-Gleichgewicht in den Zellen. Des weiteren erleichtern sie die Heilung von Krankheiten, indem sie die körpereigenen Heilkräfte und die zelluläre Regeneration anregen. Laut Dr. Paavo Airola enthalten rohe Säfte bislang noch unbekannte Faktoren, welche die mikroelektrischen Spannungen in den Geweben ebenso verbessern wie die Fähigkeit der Zellen, Nähr- und Vitalstoffe aufzunehmen und Abfallstoffe auszuscheiden. Die Verwendung roher Säfte ist ein wichtiger Bestandteil vieler Heilungssysteme. Ein Beispiel hierfür ist die Krebstherapie nach Dr. Max Gerson, die seit mehr als dreißig Jahren ausgezeichnete Ergebnisse erzielt. Fast alle mir bekannten naturheilkundlichen Kliniken Europas verwenden frische Säfte als Bestandteil der Regenerationstherapie.

Dr. Walker war der Auffassung, daß während der Saftherstellung die in den Früchten und Gemüsen womöglich enthaltenen Giftstoffe zusammen mit den Faserstoffen entfernt werden. Wenn diese Theorie stimmt, wäre dies ein weiterer Vorteil, den die Verwendung frisch gepreßter Säfte mit sich bringt. Die Kombination aus den in der Rohkost enthaltenen Faserstoffen mit der hohen Konzentration an Enzymen, Vitaminen und Mineralien aus frischen Säften bildet das Fundament einer optimalen Ernährung. Obgleich Säfte sicher nicht als ganze Lebensmittel bezeichnet werden können, halte ich sie aufgrund ihres hohen Enzymgehalts dennoch für lebenskraftspendende, heilende Bestandteile unserer Ernährung. Paavo Airola nennt sie die „innere Dusche für Gesundheit und Vitalität".

Oft werde ich über die Qualität der unterschiedlichen Saftpressen befragt. Der Norwalk-Juicer und andere hydraulische Saftpressen gelten als die besten Geräte. Sie sind in der Lage, die Zellulosewände aufzubrechen, wodurch mehr Vitamine und Mineralien in den Saft gelangen. Allerdings sind die hydraulischen Saftpressen in der Regel ziemlich teuer.

Andere Geräte, wie der Champion-Juicer, stellen eine billigere und fast genauso gute Alternative dar. Zentrifugale Saftpressen, die meist eine runde Form haben, sind ähnlich gut wie der Champion-Juicer. Allerdings eignen sie sich im Gegensatz zum Champion-Juicer ausschließlich zum Saftpressen. Dr. Walker weist jedoch darauf hin, daß die Art des Geräts bei weitem nicht so wichtig ist wie der regelmäßige Verzehr frisch gepreßter Säfte. Optimal wäre, die Säfte unmittelbar nach dem Pressen zu trinken.

Jüngste Studien der Flanagans haben ergeben, daß das bioelektrische, kolloidale Potential der meisten Säfte drastisch abnimmt, wenn man sie über Nacht stehen läßt. Nach 24 Stunden ist dieses aus ernährungsphysiologischer Sicht wichtige Potential vollständig erloschen. Viele Naturheilkundige und Ernährungsexperten sind der Überzeugung, daß der Enzymgehalt der Säfte schon nach wenigen Minuten stark abnimmt. Der im Laufe der ersten Stunde nach der Pressung eintretende Verlust ist erheblich. Ähnlich wie Kräuter haben Gemüse und Früchte spezifische Wirkungen auf die Organe des Körpers. In der westlichen Naturheilkunde wie in der chinesischen und ayurvedischen Medizin ist die Assoziation der Nahrungsmittel mit bestimmten Krankheiten eine klinisch bewiesene Tatsache.

Dr. Walker empfiehlt bei einer Vielzahl von Erkrankungen und zur Pflege einzelner Organsysteme ganz spezifische Säfte. Da jeder Saft seine individuellen Wirkungen hat, variiere ich gerne, insbesondere während Fastenzeiten. Häufig trinke ich Möhren-, Rote-Bete-, Weizengras-, Alfalfa-, Sonnenblumensprossen-,

Buchweizensprossen-, Sellerie-, Petersilien-, Spinat-, Apfel-, Wassermelonen-, Orangen- oder Zucchinisaft. Bei Menschen mit Autoimmunerkrankungen, also Krankheiten, bei denen das Immunsystem körpereigenes Gewebe angreift, wie rheumatoide Arthritis oder Lupus erythematodes, sollte Alfalfa nur in sehr geringen Mengen genossen werden, da es mitunter zu einer Verschlimmerung der Symptomatik führen kann. Diesbezüglich bedarf es jedoch weiterer Forschung. Es ist bislang unklar, welche in Alfalfa enthaltene Substanz dafür verantwortlich ist.

Viele Faktoren der Ernährung kennen wir noch nicht oder wissen nur sehr wenig darüber. Daher ist der durch Veränderung oder Verarbeitung von Lebensmitteln bedingte Wertverlust mitunter gar nicht abschätzbar. Ganze Lebensmittel ermöglichen eine vollwertige Ernährung und liefern die Enzyme und Vitalstoffe, die für die Verdauung und Resorption der Nahrung notwendig sind. Pflanzliche Lebensmittel sind harmonische, ganzheitliche Gefüge, die weit mehr darstellen als eine Mischung aus Eiweiß, Mineralien und Vitaminen. Das Ganze ist eben mehr als die Summe der Einzelteile.

Die Gaben von Mutter Natur sind vollkommener als jegliche durch Menschenhand produzierte Kunstnahrung. Pflanzliche Lebensmittel können in keinem wissenschaftlichen Labor künstlich hergestellt werden. Was uns von der Nahrungsmittelindustrie als Verbesserung angepriesen wird, mag zwar der Gewinnmaximierung dienen, nicht jedoch unserer Gesundheit und Langlebigkeit. Wie so oft im Leben bleibt unser Wohlbefinden auf der Strecke, wenn wir „das Ewige eintauschen für das, was nur eine Stunde währt". Was unsere Gesundheit betrifft, sollten wir keine Kompromisse eingehen. Mit schlechten Rohstoffen lassen sich Körper, Geist und Seele nicht optimal nähren. Die Industrie macht mit billigen, lange haltbaren, minderwertigen Produkten große Gewinne. Letztendlich müssen wir als Konsumenten dies mit unserer Gesundheit bezahlen.

Es gibt keine Abkürzungen, um Gesundheit und Erfüllung zu erlangen. An den Naturgesetzen kommen wir nicht vorbei. Die Menschheit und alle fühlenden Wesen werden vom gleichen strahlenden Licht des Universums innerlich und äußerlich genährt. In die Harmonie dieses Lichts, die sich durch das Zusammenspiel von Erde, Wasser, Luft und Feuer im Pflanzenreich offenbart, können wir uns durch die Bevorzugung biologisch angebauter Lebensmittel einfügen. Die Gaben der Natur verschlechtern wir nur, wenn wir sie verändern. Kaum jemand kann von sich behaupten, die feinstoffliche Energie, Biophysik und Biochemie der natürlichen Lebensmittel vollständig zu verstehen.

3. Essen Sie hauptsächlich lebendige Nahrung

Natürliche, ganze Lebensmittel sind lebendig. Roh bzw. lebendig bedeutet, daß die Produkte in keiner Weise verarbeitet, auch nicht gekocht, wurden. Daher sind alle hitzelabilen Mikronährstoffe noch vorhanden. Die Energien und energetischen Muster aus der lebendigen Pflanze bleiben erhalten und können somit ein Maximum ihrer Lebenskraft auf uns übertragen. Die SOEFs der Pflanze stärken unsere körpereigenen SOEFs und erleichtern uns somit ein langes Leben voller Gesundheit und Vitalität. Um von der Rohkost optimal profitieren zu können, sollte sie mindestens 50 Prozent der täglichen Nahrungsaufnahme betragen. Bei einer Mahlzeit, die aus roher und gekochter Nahrung besteht, sollte die Rohkost stets zuerst genossen werden.

4. Essen Sie biologisch angebaute, giftfreie Lebensmittel

Ebenso wie die Radioaktivität sind die Herbizide, Pestizide und Fungizide, mit denen die Lebensmittel behandelt werden, eine große Gefahr für unsere Gesundheit. Laut Paavo Airola gibt es mehr als tausend Chemikalien, die von der Agrar- und Nahrungsmittelindustrie eingesetzt werden. Es empfiehlt sich, auch biologisch angebaute Nahrung gründlich abzuwaschen, da auch sie durch radioaktiven Niederschlag, Blei aus dem Autoverkehr, vom Wind transportierte Pflanzenschutzmittel oder sonstige in der Luft vorhandene Schadstoffe belastet sein kann. Biologisch angebaute Wurzelgemüse sind hingegen in der Erde weitestgehend vor Luftschadstoffen geschützt. Keinesfalls sollten Wurzelgemüse wie Möhren, rote Bete oder Steckrüben geschält werden, da sich Vitamin-B_{12}-produzierende Mikroorganismen auf ihrer Oberfläche befinden. Es genügt, einfach die Erde abzuwaschen. Bei konventionellem Obst und Gemüse, die mit fettlöslichen Sprays und Wachsen behandelt werden, empfiehlt sich beim Waschen die Verwendung von Gemüsereinigungsseifen.

5. Essen Sie viele natürliche Kohlenhydrate und wenig Eiweiß

Bei allen gesunden, langlebigen Kulturen findet man dieses Prinzip. Es ist allgemein gültig, auch bei erhöhtem Säurebedarf. In einem solchen Fall empfiehlt sich der Verzehr moderater Eiweißmengen, die Einnahme von Verdauungsenzymen und das Befolgen der in meinem Buch *Individuelle Ernährung mit Ayurveda* im Kapitel über den Säure-Basen-Haushalt (S. 191 ff.) vorgestellten Ratschläge. Große Eiweißmengen wirken sich immer nachteilig auf die Gesundheit aus.

Um die Assimilation Ihrer Nahrung zu optimieren, sollten Sie sich die subtilen Energiequellen bewußtmachen. Im erweiterten Sinne könnte man all das als Nährstoff bezeichnen, was die SOEFs fördert. Daher sind auch die kosmische Energie, die wir durch Gebet und Meditation in uns aufnehmen, sowie die nährenden Energien, die wir aus Sonne, Luft, Wasser und Erde beziehen, von Bedeutung. Diese Kräfte empfangen wir nicht nur indirekt über die Nahrung, sondern auch unmittelbar.

Sonnenlicht

Die Sonnenstrahlen sind im Gegensatz zu ihrem schlechten Ruf nicht Feinde, die uns mit Hautkrebs strafen. Ohne die Sonne wäre kein Leben möglich. Wenn die UV-Strahlen des Sonnenlichts unsere Haut treffen, führen sie zu einer Umwandlung des Vorvitamins Ergosterol in das natürliche Vitamin D. Die Sonne reguliert das Gleichgewicht des Biorhythmus und der hormonellen Zyklen. Bei Menschen, die aufgrund eines Katarakts kein Sonnenlicht über die Augen aufnehmen können, stellen sich hormonelle Störungen ein. Fast alle diese Fälle werden geheilt, nachdem der Katarakt entfernt ist. Bereits die alten Ägypter, Römer und Griechen nutzten Licht für medizinische Zwecke. Herodot, der Vater der Heliotherapie (Sonnentherapie), hielt Sonnenlicht für einen wichtigen Bestandteil aller Therapien. Dr. Hufeland schrieb in seinem Buch über Makrobiotik im Jahre 1796:

> *„Der Mensch wird bleich, schlapp und apathisch, wenn er kein Licht erhält. Bei andauerndem Lichtentzug verliert ein Mensch all seine vitale Energie.“*

Kürzlich haben Ärzte ein neues Krankheitsbild definiert, das sogenannte seasonal affective disorder (SAD, saisonbedingte affektive Störungen). Dieser Zustand tritt auf, wenn Menschen nicht ausreichend Sonnenlicht über die Augen aufnehmen. Der Augenarzt Dr. Jacob Liberman schreibt in seinem Buch *Die heilende Kraft des Lichts*:

> *„Die Medizin der Zukunft ist Licht – wir heilen uns mit dem, was unseren Wesenskern ausmacht.“*

Durch die Luftverschmutzung ist es zu Löchern in der schützenden Ozonschicht der Atmosphäre gekommen. Unsere natürliche Harmonie mit dem Sonnenlicht wird dadurch beeinträchtigt. Dennoch macht es keinen Sinn, die Sonnenstrahlen zu meiden. Um gesund zu sein, müssen wir eine gewisse Menge an Sonnenlicht über Haut und Augen aufnehmen. Dr. Ott, einer der führenden Lichtexperten weltweit, und Dr. Liberman empfehlen 30 bis 60 Minuten Licht pro Tag. Beide raten davon ab, sich im Sommer in glühender Mittagshitze im Freien aufzuhalten. Um das Licht richtig aufnehmen zu können, sollten nur Vollspektrumgläser oder Vollspektrumkontaktlinsen getragen werden. Gewöhnliche Kontaktlinsen, Brillen und Sonnenbrillen verhindern die Aufnahme des kompletten Sonnenlichtspektrums über die Augen. Vollspektrumlicht ist jedoch für unseren Hormonhaushalt absolut notwendig. Dr. Ott berichtet von vier Frauen, die lange Zeit nicht schwanger werden konnten. Erst als sie aufhörten, ständig Sonnenbrillen zu tragen, erfüllte sich ihr Kinderwunsch.

Ultraviolette Strahlung im Übermaß kann zu Problemen führen, moderate Mengen sind jedoch gesundheitsnotwendig. Untersuchungen haben ergeben, daß ein vollständiger Entzug an UV-Licht das Immunsystem schwächt. Dr. Liberman berichtet in seinem Buch außerdem von Studien, die bei einem hohen Prozentsatz der Versuchspersonen eine Verbesserung des Kreislaufs durch UV-Licht feststellten. Die EKG- und Blutwerte wurden bei Arteriosklerosepatienten verbessert, die Cholesterinwerte gesenkt und die Gewichtsabnahme gefördert. Außerdem wirkte sich die UV-Therapie positiv auf die Behandlung von Schuppenflechte und Tuberkulose aus. Krankheitserregende Bakterien lassen sich teilweise durch UV-Licht vernichten. In Deutschland und Rußland wird die Lichttherapie auch bei der Behandlung von Lungenerkrankungen eingesetzt. Eine angemessene Aufnahme an natürlichem Sonnenlicht fördert die Bildung von Sexualhormonen und aktiviert das Hauthormon Solitrol. Solitrol gilt als eine Form von Vitamin D_3, das im Zusammenspiel mit Melatonin Veränderungen von Stimmungslage und Tagesrhythmus bewirkt.

Es gibt Hunderte von Studien, welche die gesundheitsfördernden Wirkungen des UV-Lichts belegen. Bereits 1933 berichtete Dr. Krudsen in seinem Buch *Light Therapy* von 165 Krankheitsbildern, die mit UV-Licht behandelt wurden. Im britischen Medizinerfachjournal *Lancet* wurde unlängst von einer interessanten australischen Studie berichtet. Diese von Helen Shaw durchgeführte Untersuchung ergab, daß im Freien arbeitende Menschen, die teilweise sogar in Gebirgsregionen arbeiten und dadurch einer intensiven Sonneneinstrahlung ausgesetzt sind, nur halb so häufig an Hautkrebs erkranken wie Menschen, die in mit fluoreszierendem Licht beleuchteten Büros sitzen. Der Hautkrebs ist ein komplexeres Geschehen, als es häufig dargestellt wird. Leider wird diese Erkrankung immer wieder als alleinige Folge des UV-Lichts der Sonne bezeichnet.

Grundsätzlich ist es wichtig, beim Sonnenlicht auf das richtige Maß zu achten. Selbstverständlich wirken sich die Löcher in der Ozonschicht negativ aus. Allerdings läßt sich dieses Problem nicht dadurch beheben, daß wir die Sonne, die Quelle allen Lebens auf Erden, fortan meiden. Die Angst vor Sonnenlicht zeigt, wie stark sich unsere Gesellschaft von der Harmonie mit den lebenserhaltenden Kräften der Natur abgewendet hat. Die Sonne ist eine äußere Manifestation unseres inneren Lichtes. Obgleich die Umweltzerstörung das natürliche Gleichgewicht beeinträchtigt, sollten wir uns im Dienste unserer Gesundheit weiterhin in vernünftigem Maß der Sonne aussetzen. Wir müssen uns um eine gesunde Ausgewogenheit mit dem Licht bemühen und nicht angstvoll im Dunklen verstecken.

Eine harmonische Lebensweise

Weniger kontrovers betrachtet werden gesundheitliche Ratschläge wie tiefes Atmen, die therapeutische Anwendung von Wasser sowie die Arbeit in der Natur.

Tiefes Atmen ermöglicht den heilenden Kräften des Sauerstoffs, unseren Organismus von Kohldendioxid zu befreien. 90 Prozent des Treibstoffs, den wir für unseren Stoffwechsel benötigen, beziehen wir aus Sauerstoff und nur 10 Prozent aus der Nahrung. Sauerstoff ist der wichtigste Nährstoff überhaupt. Ohne Sauerstoff könnten wir nur wenige Minuten überleben. Viele Menschen haben jedoch nur so wenig Sauerstoff in ihrem Körper, daß sich in einer dunkelfeldmikroskopischen Aufnahme ihres Blutes deutliche Verklumpungen der roten Blutkörperchen nachweisen lassen. Häufig wird dies durch Sauerstoffmangel verursacht. Atemübungen und eine Änderung der Atemgewohnheiten führen meist zu einer raschen Besserung.

Sich mit möglichst wenig Bekleidung der Luft und Sonne auszusetzen ist eine weitere Möglichkeit, um gasförmige Abfallstoffe über die Haut auszuscheiden.

Laut Dr. Székely hat tägliches Baden eine heilende und reinigende Wirkung. Auch Yogis schätzen die gesundheitlichen und spirituellen Vorteile des regelmäßigen Badens.

Viel Zeit in der Natur zu verbringen, beispielsweise durch Arbeit im Garten oder ausgedehnte Spaziergänge im Wald, ermöglicht uns die Aufnahme der gesundheitsförderlichen Strahlen des Erdmagnetfelds. Besonders wichtig wird diese Praxis, wenn wir die meiste Zeit in großen Betongebäuden und Städten verbringen, die uns weitgehend von der Erde abschotten.

Sonnen- und Wasserbäder, tiefes Atmen und Kontakt zur Erde sind subtile, aber sehr wichtige Quellen, durch die Mutter Natur uns nährt. Die Harmonie mit den Naturkräften Sonne, Luft, Erde und Wasser ist die Grundvoraussetzung für wahre Gesundheit. Dabei meine ich eine Form von Gesundheit, die weit mehr ist als die bloße Abwesenheit klinisch diagnostizierbarer Krankheiten, die heutzutage oft mit echter Gesundheit verwechselt wird.

Des weiteren ist die Qualität unserer Gedanken von Bedeutung. Wenn Sie sich im Einklang mit den Gesetzen von Natur und Spiritualität befinden, werden wir besser in der Lage sein, ein gesundes, erfülltes Leben zu führen. Unsere Nahrungsmittel haben einen nicht zu unterschätzenden Einfluß auf unsere Gedanken. Allerdings bietet eine vollkommen „reine" Ernährung keine Garantie für harmonische, reine Gedanken. Daher sollten wir darauf achten, welchen Einflüssen wir uns aussetzen. Schlechte Fernsehsendungen oder Filme sowie „negative Denker" in unserem Umfeld sollten wir möglichst meiden. Demgegenüber müssen wir uns vermehrt der Natur und jenen Menschen zuwenden, die uns inspirieren. Um gewohnheitsmäßig positiv zu denken, empfiehlt es sich, bei jedem Gedanken und jeder Tat Liebe im Herzen zu spüren. Versuchen Sie, jeden Gedanken mit Liebe zu beginnen. Die Liebe ist die größte Kraft, die wir in uns aufnehmen können.

3

Vegetarismus: ein Schritt zu Gesundheit und Harmonie

Fleisch zu essen ist nicht nur aus ethischer Sicht fragwürdig, sondern nachweislich gesundheitsschädigend. In diesem Kapitel werden wir uns mit dem Eiweißmythos auseinandersetzen. Von der Nutztierindustrie durchgeführte Studien wurden vor vielen Jahrzehnten dazu verwendet, den Menschen eine tief sitzende Angst vor dem Verzicht auf große Fleisch- und Eiweißmengen einzureden. Mittlerweile ist es jedoch wissenschaftlich erwiesen, daß wir unseren Eiweißbedarf mit vegetarischer Kost optimal decken können. Zudem ist eine vegetarische Ernährungsweise wesentlich gesünder als Fleischkost. Sie fördert Ausdauer und Langlebigkeit und ist das Mittel der Wahl bei der Vorbeugung von Osteoporose. Vegetarisch lebende Frauen leiden sogar seltener an Knochenschwund als Fleisch essende Männer. Vegetarische Ernährung ist ein Ausdruck von Liebe. Sind Sie bereit, Ihre Angst vor Eiweißmangel einmal genauer zu betrachten und Ihren Gesundheitszustand durch eine Ernährungsumstellung auf ein höheres Niveau anzuheben?

Dr. Paul Bragg, einer der führenden Verfechter der natürlichen vegetarischen Ernährungsweise, ging vor Pressekonferenzen in eine Metzgerei und kaufte ein frisch geschlachtetes Huhn. Er verstand es meisterhaft, die Menschen auf dramatische und intelligente Weise mit der Realität des Fleischessens zu konfrontieren. Während er vor den versammelten Journalisten das geschlachtete Huhn hochhielt, erzählte Bragg von den Lebensbedingungen, denen dieses Tier ausgesetzt war. Er sprach von den Antibiotika, dem Arsen und den vielen weiteren gefährlichen Substanzen, die in diesem toten Tierkörper stecken. Bragg erläuterte, wie viele der Tiere unter Salmonellose, Tuberkulose oder Krebs leiden. Wären wir Menschen von Natur aus Fleischesser, so Bragg, würden wir einfach in ein rohes, lebendiges Tier beißen. Wir würden auch die Eingeweide der Tiere verspeisen, so wie es fleischfressende Tiere mit ihrer Beute tun. Am Ende schleuderte Bragg die Tierleiche in die Menge und lachte, wenn die entsetzten Zuhörer zur Seite sprangen. Es war nicht überraschend, daß sich niemand das Huhn fürs Abendessen mitnahm.

Ein Vegetarier ist ein Mensch, der weder rotes Fleisch noch Geflügel oder Fisch ißt. Viele bezeichnen sich als Vegetarier, wenn sie auf rotes Fleisch verzichten, Geflügel und Fisch jedoch weiterhin konsumieren. Im klassischen Sinne sind dies keine Vegetarier. In der englischen Sprache haben sich allerlei euphemistische Bezeichnungen durchgesetzt, die, bewußt oder unbewußt, darüber hinwegtäuschen sollen, daß es sich bei Fleisch letzten Endes um Teile von Tierleichen handelt (z. B. „meat“ anstelle von „flesh“, „beef“ anstelle von „cow flesh“, „pork“ anstelle von „pig meat“).

Vieles wird versucht, um davon abzulenken, daß wir zur Befriedigung unseres Gaumens am Töten unserer Brüder und

Schwestern aus dem Tierreich beteiligt sind. Anstatt dieser Verheimlichungsstrategie zu folgen, schockierte Bragg seine Zuhörer mit deutlichen Aussagen. Er bemühte sich darum, die Menschen aus ihrem Dämmerschlaf zu wecken. Durch beschönigende Aussagen der Fleischindustrie, sanfte Hintergrundmusik im Supermarkt und noble Restaurants, in denen bei Kerzenlicht serviert wird, werden die Menschen von der Tatsache abgelenkt, daß sie tote Tiere essen.

Heutzutage ist die Behandlung, die wir den Tieren zumuten, noch brutaler als zu Braggs Zeit. Nutztiere werden behandelt wie leblose Gegenstände. Die großen Konzerne betrachten sie als Rohstoff. Daß Tiere lebendige Kreaturen sind, die ebenso wie wir einen Funken Gottes in sich tragen, wird nicht beachtet. In seinem herausragenden Buch *Ernährung für ein neues Jahrtausend* beschreibt John Robbins das Schicksal der Tiere in der heutigen Massentierhaltung. Unter den grausamen Zuchtbedingungen werden die verzweifelten Tiere krank. Laut Dr. Virginia Livingston-Wheeler, einer führenden Krebsexpertin Amerikas, erkrankt ein hoher Prozentsatz der Hühner bereits nach weniger als einem Jahr an Krebs. In ihrem Buch *The Conquest of Cancer* schreibt Dr. Livingston-Wheeler:

> *„Ich schätze das Krebspotential der Hühner in der heutigen Massentierhaltung auf 100 Prozent. Die meisten Hühner auf unseren Eßtischen sind mit einer pathologischen Form der PC(Progenitor Cryptozid)-Mikrobe infiziert, die nach meiner Meinung auf Menschen übertragbar ist … Viele der für den menschlichen Verzehr gedachten Hühner haben bereits Krebstumore, die teilweise sogar deutlich sichtbar sind. Aufgrund der schnellen Fließbandverarbeitungstechnik werden die meisten dieser Tiere nicht aussortiert und landen auf unserem Teller.“*

Der Nobelpreisträger Dr. Rous ist davon überzeugt, daß 95 Prozent der in New York verkauften Hühner Krebs haben. Ebenso wie zahlreiche andere namhafte Forscher hält er diese Art von Krebs für übertragbar. Die Übertragbarkeit der in Hühnern vorkommenden Krebsviren auf den Menschen ist bislang noch nicht eindeutig bewiesen. Allerdings weist der bekannte Verbraucherberater Ralph Nader darauf hin, daß die Übertragbarkeit von Krebs bislang auch nicht widerlegt werden konnte.

Die normale Lebensspanne von Hühnern beträgt 15–20 Jahre. In der Massentierhaltung leben sie bestenfalls wenige Jahre. Ein Vertreter der Nutztierindustrie gestand mir gegenüber in einem Gespräch, daß der gesundheitliche Zustand der Hühner zum Zeitpunkt der Schlachtung so erbärmlich ist, daß er selbst niemals Huhn essen würde.

Der Fleischverzehr entfernt uns immer weiter von einer harmonischen Beziehung zur Natur.

Der Unterschied zwischen pflanzlicher und tierischer Nahrung

Pflanzliche Nahrung als verdichtetes Sonnenlicht in verschiedenen Regenbogenfarben unterscheidet sich grundlegend von tierischen Nahrungsmitteln. Ohne pflanzliche Lebensmittel gäbe es keine „Regenbogenernährung".

Es gibt zwei Wege, auf denen Pflanzen Energie und Nährstoffe aufnehmen. In ihren Blättern speichern sie die Sonnenenergie. Wenn wir sie verzehren, wird diese Lichtenergie direkt auf uns übertragen. Dadurch wird unser inneres Licht angeregt und unser Organismus mit vom Sonnenlicht aktivierter Elektronenenergie aufgeladen. Bäume wenden sich mit ihren Ästen gen Himmel, um das Licht aufzunehmen. Das Pflanzenreich versorgt uns mit dem Sonnenlicht und den unsichtbaren kosmischen Kräften, die Tag und Nacht auf Pflanzen und Erde einwirken.

Zudem sind die Wurzeln der Pflanze mit der Erde verbunden, über die sie ihre Nähr- und Vitalstoffe aufnimmt. Die mineralstoffreiche Alfalfa schickt ihre Wurzeln mehr als 18 Meter tief in das Kraftfeld der Erde. Die pflanzlichen Lebensmittel enthalten eine Synthese aus Erde, Sonnenlicht, Regenwasser sowie den kosmischen Kräften der Sterne und Planeten. Dies macht den großen Unterschied zu tierischer Nahrung aus. Die kosmischen Kräfte, die wir über die Pflanzennahrung aufnehmen, fördern unsere Harmonie mit dem Universum und unsere spirituelle Entwicklung.

Laut Rudolf Steiner versorgen uns Pflanzen mit gespeichertem Sonnenlicht, welches während der Nahrungsassimilation unser inneres Licht zum Leuchten bringt. Steiner war ein außergewöhnlicher Philosoph, der zu Beginn des zwanzigsten Jahrhunderts lebte. Er entwickelte den biologisch-dynamischen Anbau, das Waldorfschulsystem und die anthroposophische Medizin. Im anthroposophischen System heißt es, daß das von den Pflanzen auf uns übertragene Licht unser Nervensystem reguliert und unterstützt. Auf göttliche Weise verbindet die pflanzliche Nahrung unser inneres Licht mit dem äußeren Licht des Sonnensystems. Vegetarische Kost bietet eine direkte Übertragung des in den Pflanzen gespeicherten Lichts. Diese Vorteile haben wir bei tierischer Kost nicht. Wenn wir Tiere anstelle von Pflanzen essen, müssen wir die Energie des hoch entwickelten, individualisierten Nervensystems des Tieres überwinden. Aus diesem Grund wird Menschen mit Nervensystemstörungen in der anthroposophischen Medizin geraten, sich vegetarisch zu ernähren. Dr. Swank, ein Multiple-Sklerose-Experte, hat beobachtet, daß es seinen Patienten bei Verzicht auf Fleischnahrung deutlich besser geht.

Um vegetarische Kost zu verdauen, bedarf es eines stärkeren inneren Lichtes. Außerdem ist mehr Verdauungskraft erforderlich als bei Fleischnahrung. Ebenso wie wir an Muskeltonus und Ausdauer einbüßen, wenn wir keinen Sport treiben, schwächen wir auch unsere Fähigkeit, pflanzliche Nahrung aufzunehmen, wenn wir uns vorwiegend von tierischer Kost ernähren. Dies ist einer der Gründe für die Empfehlung, eine Umstellung auf vegetarische Ernährung behutsam und schrittweise durchzuführen. Manche müssen sich erst von den Auswirkungen des Fleischkonsums über mehrere Generationen erholen. Anfänglich kann die feinstoffliche Verdauungskraft noch schwach sein, so daß die Assimilation der lebendigen Pflanzenkräfte kaum möglich ist. Einer meiner Patienten berichtete mir, daß es bei ihm zehn Jahre dauerte, bis er sich vollständig auf vegetarische Kost umstellen konnte. Die meisten Menschen benötigen für eine solche Ernährungsumstellung etwa ein bis zwei Jahre.

Unsere Beziehung zu den Pflanzen offenbart die Harmonie der Natur. Wir sind auf einen ständigen Gasaustausch mit dem Pflanzenreich angewiesen. Das Tierreich, zu dem auch wir gehören, atmet den von den Pflanzen hergestellten Sauerstoff ein und Kohlendioxid als Abfallprodukt aus. Unsere pflanzlichen Freunde verstoffwechseln Kohlendioxid und wandeln es mit Hilfe von Sonnenlicht in komplexe Kohlenhydrate und Sauerstoff um. Die Pflanzen versorgen uns zudem mit alkalisierenden Nährstoffen, die wir benötigen, um unseren ständig Säuren produzierenden Stoffwechsel im Gleichgewicht zu halten. Als Gegenleistung nähren unsere säurehaltigen Körper nach dem Tod den fruchtbaren Boden und die Pflanzen.

Eine vegetarische Ernährung vermeidet die brutale Ausbeutung der Tiere. Angesichts der heutigen Massentierhaltung, in der Tiere nur noch als Ware gelten, ist dies wichtiger denn je. Die Fleisch produzierenden Betriebe sind wie Konzentrationslager, in denen nur die Gewinnmaximierung zählt. Kurz bevor ein Tier geschlachtet wird, produziert es in seiner Todesangst das Streßhormon Adrenalin. Essen wir Tiere, nehmen wir dieses Adrenalin in uns auf. Die Tiere sind unsere Opfer. Mit ihrem Fleisch übernehmen wir etwas von der jede Zelle durchdringenden Angst des Tieres vor Schmerz und Tod.

Die Harmonie zwischen Tier- und Pflanzenreich wird auch im Alten Testament erwähnt, in dem uns die Pflanzen als Nahrung gegeben werden. Der Verzehr von pflanzlichem Leben steht im Einklang mit der Natur, da die Früchte und Gemüse in saisonbedingten Zyklen geerntet werden und ihre natürliche Lebensspanne dadurch nicht verkürzt wird.

Jede Pflanze, die eine Form von konzentriertem Sonnenlicht ist, setzt in unserem Organismus spezifische Energien frei, welche die Ausgewogenheit unserer feinstofflichen Energiezentren sowie unserer Drüsen und Organe fördern. Der weltbekannte Schweizer Arzt Dr. Max Bircher-Benner war der Auffassung, daß

Lebensmittel um so gesünder sind, je näher sie der natürlichen Sonnenenergie stehen. In diesem Zusammenhang rangieren pflanzliche Lebensmittel ganz oben und tierische Kost ganz unten. Rudolf Steiner sagte, daß das Nervensystem optimal funktionieren kann, wenn wir uns von pflanzlicher Kost ernähren. Er war der Überzeugung, daß sich die Menschheit durch vegetarische Ernährung mit den kosmischen Kräften zu verbinden vermag, die uns über die Begrenztheit unserer Persönlichkeit hinausführen.

Der Mythos vom hohen Eiweißbedarf

Bei Diskussionen über den Eiweißbedarf geht es meist um die tief sitzende Angst vor Eiweißmangel und nicht um wissenschaftliche Tatsachen. Die ersten Studien, welche die Basis für den Eiweißmythos schufen, wurden um die Jahrhundertwende in Deutschland durchgeführt. Diese Studien wurden hauptsächlich von der Fleisch- und Milchindustrie finanziert. Es wurde beschlossen, daß 120 g Eiweiß pro Tag nötig seien. Heutzutage liefert die moderne Forschung jedoch ein ganz anderes Bild. Weltweite Untersuchungen beweisen, daß 20–35 g Eiweiß für Männer und nichtschwangere Frauen optimal sind. Die amerikanische Fachzeitschrift *Journal of Clinical Nutrition* schreibt, daß wir etwa 2,5 Prozent unserer täglichen Kalorienaufnahme in Form von Eiweiß zu uns nehmen sollten. Dies entspricht ungefähr 18 g Eiweiß pro Tag. Die Weltgesundheitsorganisation empfiehlt 4,5 Prozent der täglichen Kalorienaufnahme, also etwa 32 g Eiweiß. Muttermilch enthält etwa 5 Prozent ihrer Kalorien in Form von Eiweiß.

In der überarbeiteten Ausgabe ihres Buches *Die Öko-Diät* schreibt Frances Lappe, daß man bei einer vegetarischen Ernährung immer genug Eiweiß aufnimmt, solange man ausreichend gesunde Kalorien zuführt. In den ersten Ausgaben ihres Buches propagierte sie die Idee der Eiweißkombination. Leider unterstützte sie mit dieser Empfehlung die Angst vor Eiweißmangel. In der neuen Ausgabe hat sie jedoch die Aussagen über die Notwendigkeit von Eiweißkombinationen bei vegetarischer Ernährung revidiert. Gleichzeitig haben neuere Studien ergeben, daß Menschen eine gewisse Menge an Eiweiß im Körper speichern können. Solange die Ernährung verschiedene Lebensmittel enthält, besteht kein Anlaß, Eiweiße zu kombinieren.

Laut der American Dietetic Association enthält eine durchschnittliche vegetarische Kost in Amerika das Doppelte des täglichen Eiweißbedarfs. Wissenschaftler der Harvard-Universität wiesen darauf hin, daß ein Eiweißmangel bei vegetarischer Ernährung kaum möglich ist, es sei denn, man ernährt sich fast ausschließlich von Süßigkeiten. Das britische Fachblatt *Lancet* verkündete, vegetarische Kost dürfe nicht länger als zweitklassige Ernährung betrachtet werden. Wenn vegetarisches Eiweiß in seinem natürlichen, unverarbeiteten Zustand gegessen wird, sinkt der Eiweißbedarf nochmals, da sich die Eiweißverwertbarkeit durch das Kochen etwa um die Hälfte reduziert. Das Max-Planck-Institut fand heraus, daß vollständige vegetarische Eiweiße, d. h. solche, die alle acht essentiellen Aminosäuren enthalten, meistens sogar wertvoller sind als tierische Proteine. Die Wissenschaftler verwiesen auf diverse Eiweißquellen aus dem Pflanzenreich: Mandeln, Sesamsamen, Kürbiskerne, Sonnenblumenkerne, Sojabohnen, Buchweizen, Erdnüsse, Kartoffeln, alle Blattgemüse sowie die meisten Früchte. Viele Früchte enthalten den gleichen Prozentsatz an vollständigem Eiweiß wie Muttermilch. Paavo Airola, der zu Lebzeiten zu den weltweit führenden Ernährungsexperten zählte, sagte diesbezüglich:

> *„Es ist praktisch unmöglich, einen Eiweißmangel zu erleiden, wenn Sie genug natürliche, unverarbeitete Lebensmittel essen."*

Wieviel Eiweiß braucht der Mensch?

Paavo Airola war überzeugt, daß der übermäßige Eiweißverzehr maßgeblich an der Entstehung der meisten Zivilisationskrankheiten wie Arthritis, Schizophrenie, Arteriosklerose, Herz-Kreislauf-Krankheiten, Krebs und Nierenerkrankungen beteiligt ist.

Airolas Forschungsarbeiten zeigen, daß „stark eiweißhaltige Kostformen einen vorzeitigen Alterungsprozeß verursachen". Andere Wissenschaftler sehen einen Zusammenhang zwischen hohem Fleischkonsum und Organ-, Gewebs- und Zelldegeneration, was gleichbedeutend ist mit vorzeitigem Altern. Ein hoher Eiweißverzehr führt zu Amyloidablagerungen (Amyloide sind Nebenprodukte des Eiweißstoffwechsels) in Bindegewebe und Zellen, wodurch die Degeneration begünstigt wird. Der Frankfurter Pathologieprofessor Dr. Schwartz hält Amyloidablagerungen für eine Hauptursache des Alterungsprozesses.

Die Verstoffwechslung übermäßiger Eiweißmengen führt zu einer Übersäuerung des Organismus, da es zu einer Anreicherung von giftigen Abfallprodukten kommt. Hierzu zählen Harnsäure, Purine und Ammoniakderivate. Es entsteht die sogenannte Autotoxämie (Selbstvergiftung). Neben den überschüssigen Eiweißmengen im Organismus kommt es durch die unvollständig verdauten Proteine im Magendarmtrakt zu Fäulnisprozessen. Krank machende Bakterienstämme verdrängen die gesunde Darmflora. Diese Bakterien produzieren Giftstoffe, die durch die Darmwand ins Blut aufgenommen werden. Ammoniak, welches als Stoffwechselprodukt einer fleischbetonten Kost in beträchtlichen Mengen entsteht, ist ein starkes Nervengift. Es führt zu zellulären Schäden durch freie Radikale, begünstigt Faltenbildung und Alterungserscheinungen und beraubt den Körper seiner Energien. Ich habe Alkoholiker mit schwersten Lebererkrankungen gesehen, die ins Krankenhaus eingeliefert wurden, nachdem ein Steak bei ihnen eine akute Ammoniakvergiftung ausgelöst hatte. Ihre vorgeschädigte Leber konnte die großen Eiweißmengen nicht mehr entgiften. Dadurch wurden sie so krank, daß sie an lebenserhaltende Maschinen angeschlossen werden mußten.

Untersuchungen der amerikanischen Armee zeigen, daß eine eiweißreiche Kost zu Vitamin-B_6- und -B_3-Mangel führt. Außerdem begünstigt Eiweiß die Ausscheidung von Kalzium, Eisen, Zink und Magnesium. In der Behandlung von „unheilbarer Schizophrenie" verweist Dr. Alan Cott auf mit Wasserfasten und eiweißarmer vegetarischer Kost erzielte Erfolge russischer Ärzte. Rückfälle gab es häufig dann, wenn die Patienten wieder Fleisch aßen.

Seit 30 Jahren liefern die Forschungsmediziner aus der Familie Wendt Beweise für die krank machende Wirkung von ernährungsbedingten Eiweißablagerungen im Körper. Mit elektronenmikroskopischen Fotografien konnte das Forscherteam zeigen, wie übermäßige Zufuhr von Proteinen zur Verstopfung der Basalmembranen führt. Basalmembranen sind jene feinen Schichten, durch die der Stoffaustausch zwischen Kapillaren und Zellen erfolgt. Die Zellen werden über den Blutkreislauf mit Nähr- und Vitalstoffen sowie Sauerstoff versorgt und geben ihre Stoffwechselendprodukte, insbesondere Kohlendioxid, durch die Basalmembranen der Kapillaren ins Blut ab. Je mehr Eiweiß die Nahrung enthält, um so mehr Eiweiß wird in den Basalmembranen der Kapillargefäße abgelagert. Irgendwann sind die Basalmembranen so verstopft, daß Nährstoffe und Sauerstoff nicht mehr in die Zelle gelangen können. In gleicher Weise wird auch der Abtransport von Stoffwechselendprodukten unterbunden. Bei neugeborenen Babys sind die Basalmembranen im Gegensatz zu den verstopften Membranen eines viel Fleisch essenden Menschen noch durchlässig.

Die verstopften Membranen führen zu Sauerstoff- und Nährstoffmangel in den Zellen. Laut Familie Wendt begünstigen diese Eiweißspeicherungen Bluthochdruck, Arteriosklerose, Herz-Kreislauf-Krankheiten und Erwachsenendiabetes. Die Forschergruppe prägte den Begriff „kapillare Gewebsdegeneration" als Bezeichnung für die bei den kleinsten Blutgefäßen ablaufenden Krankheitsprozesse. Durch Fasten und eiweißarme Kostformen läßt sich jedoch die Verstopfung der Basalmembranen und die daraus resultierende zelluläre Mangelversorgung beseitigen. Übermäßige Proteinmengen, die durch eine viel Fleisch enthaltende Kost garantiert sind, führen zu Eiweißspeicherungen, die ganz allmählich den Erstickungstod der Zellen verursachen. Die Verstopfung der kapillaren Basalmembranen läßt sich durch eine eiweißarme vegetarische Ernährung verhüten und heilen. Je leichter unsere Ernährung, um so durchlässiger werden unsere Basalmembranen. Dies ist die Voraussetzung für einen optimalen Stoffaustausch sowie die Gesundheit der Zellen und des Gewebes.

Die Gefahren des Eiweißüberschusses

Heutzutage gibt es in den USA und Westeuropa eine ernährungsbedingte Osteoporoseepidemie. Bei dieser Krankheit verliert der Körper Kalzium, wodurch die Knochen instabil und brüchig werden. Schätzungsweise eine von drei Frauen erleidet im Verlauf ihres Lebens mindestens einen durch Demineralisation bedingten Knochenbruch. Diese Frakturen sind besonders problematisch, da sie mehr Todesfälle nach sich ziehen als Brust- und Gebärmutterkrebs. In den USA sterben jährlich etwa 200 000 Frauen an osteoporosebedingten Knochenbrüchen. Etwa ein bis zwei Millionen Frakturen entstehen pro Jahr. Die wichtigste Ernährungsumstellung, durch die sich Osteoporose verhüten läßt, bildet die Verringerung des Eiweißverzehrs. Zahlreiche klinische Studien belegen den gegenüber Fleischessern kräftigeren Knochenzustand von Vegetariern. Im *Journal of Clinical Nutrition* wurde 1983 über die bislang größte Osteoporosestudie berichtet. Dort heißt es, daß im Alter von 65 Jahren

- weibliche Nichtvegetarier durchschnittlich 35 Prozent ihrer Knochensubstanz verloren haben, während der Knochenschwund bei Vegetarierinnen nur 7 Prozent beträgt. Mit anderen Worten haben vegetarisch lebende Frauen im Alter von 65 Jahren fünfmal weniger Knochensubstanzverlust als Fleisch essende Gleichaltrige.

- männliche Vegetarier im Alter von 65 Jahren durchschnittlich 3 Prozent Knochensubstanzverlust aufweisen und Fleisch essende Männer sogar 18 Prozent.

Die Studie ergab zudem, daß vegetarisch lebende Frauen 2,6mal weniger Knochensubstanzverluste erleiden als Fleisch essende Männer gleichen Alters. Die *Medical Tribune* berichtete 1984, daß Vegetarier ein deutlich kräftigeres Knochengerüst besitzen als Nichtvegetarier. Eine im *American Journal of Clinical Nutrition* veröffentlichte Studie, die 1988 an 1600 Frauen durchgeführt wurde, ergab, daß im Alter von 80 Jahren diejenigen Frauen, die sich seit mindestens 20 Jahren vegetarisch ernähren, nur 18 Prozent ihrer Knochensubstanz eingebüßt hatten. Dies ist gerade einmal die Hälfte des Knochenschwunds, den man bei 15 Jahre jüngeren Fleisch essenden Frauen findet.

Vegetarier sind besser vor Osteoporose geschützt

➢ Eine vegetarische Ernährung führt uns wieder zur Harmonie mit der Natur. Unsere Physiologie ist für vegetarische Kost bestimmt.

➢ Vegetarier essen weniger Eiweiß. Dadurch ist ihr Organismus eher alkalisch, während Fleischesser zu Übersäuerung neigen. Der Körper schützt sich vor dieser drohenden Übersäuerung, indem er Kalzium aus den Knochen herauslöst. Alkalische Mineralien im Blut wirken als Säurepuffer. Studien haben gezeigt, daß mehr als 75 g Eiweiß pro Tag zu einer negativen Kalziumbilanz führen, bei der dieses Mineral den Knochen verlorengeht.

➢ Fleischnahrung enthält erheblich mehr Phosphor als Pflanzennahrung. Der hohe Phosphorgehalt entzieht den Knochen Kalzium. Daraus resultiert eine Verringerung der Knochendichte.

➢ Eine fleischbetonte Ernährung fördert zudem die Osteoporoseentstehung, da sie viel Fett enthält. Fett behindert die Kalziumresorption im Dünndarm. Es bindet Kalzium in

Form von biochemischen Seifen, die unresorbiert aus dem Körper ausgeschieden werden. Verdauungs- und Resorptionsstörungen sind weitere mögliche Ursachen für Kalziummangel. Auch eine zu geringe Magensäure wird mit ungenügender Kalziumresorption assoziiert.

Studien belegen, daß hohe Dosierungen an Kalziumergänzungspräparaten keinen nennenswerten Einfluß auf die Vorbeugung und Behandlung von Osteoporose haben. Die Menschen des afrikanischen Bantuvolkes nehmen täglich etwa 350 mg Kalzium auf. Die amerikanische Milchindustrie empfiehlt 1200 mg. Bantufrauen sind jedoch gänzlich frei von Osteoporose und erleiden kaum jemals einen Knochenbruch. Obwohl genetische Faktoren hierbei möglicherweise eine Rolle spielen, ist es dennoch erstaunlich, daß genetische Verwandte der Bantus, die in den USA leben und sich von amerikanischer Standardkost ernähren, die gleichen Knochensubstanzverluste aufweisen wie die amerikanische Durchschnittsbevölkerung. Eskimos nehmen demgegenüber täglich etwa 2000 mg Kalzium zu sich. Allerdings essen sie auch 250–400 g Eiweiß pro Tag und haben dadurch eine hohe Osteoporoserate. Die Ernährung der Eskimos belegt, daß ein hoher Eiweißkonsum selbst bei hoher Kalziumaufnahme zu Osteoporose führt.

Eine zweijährige Studie an postmenopausalen Frauen, die 1984 im *British Medical Journal* veröffentlicht wurde, ergab, daß eine 2000 mg Kalzium pro Tag enthaltende Kost im Vergleich zu einer Ernährung mit nur 500 mg den Demineralisierungsprozeß der Knochen nicht beeinflußt. Zu ähnlichen Ergebnissen kam eine im *New England Journal of Medicine* veröffentlichte Studie. Die Forscher folgerten, daß Kalziumergänzungsgaben keinen Einfluß auf den Verlauf der Osteoporose haben. Der Vitamin-D-Experte Dr. Hector DeLuca weist darauf hin, daß eine hohe Kalziumaufnahme keinen Schutz vor Osteoporose bietet. Überdies beeinträchtigt es die körpereigene Produktion des Vitamin D und behindert somit den Knochenaufbau. Außerdem wirkt sich eine hohe Kalziumaufnahme negativ auf die Resorption der für den Knochenbau wichtigen Spurenelemente Kupfer und Zink aus.

Es gibt verschiedene Vitamine und Mineralien, die für die Biochemie des Knochenbaus von Bedeutung sind. Eine der wichtigsten Substanzen ist Vitamin D, welches in seiner Hormonform die Resorption von Kalzium und dessen Einbau in die Knochen unterstützt. Wenn wir uns täglich mindestens 20 Minuten der Sonne aussetzen, kann unser Körper genug Vitamin D bilden, um den Kalziumbedarf unseres Stoffwechsels vollständig zu decken. Leider halten sich vor allem ältere Menschen vorwiegend in Gebäuden auf, so daß ihre durchschnittlichen Vitamin-D-Werte 47 Prozent unter denen von jüngeren Menschen liegen.

Ein weiterer erforderlicher Stoff für den Knochenbau ist Vitamin C, welches in vegetarischer Kost reichhaltig vorkommt. Auch Folsäure und Pyridoxin (Vitamin B_6) sind wichtig.

Einer der bedeutsamsten Mineralstoffe ist Silizium. Es stimuliert Wachstum und Struktur von Knochen und Zähnen. Die besondere Wirkung des Siliziums läßt sich mit der Erhöhung des Kollagengehalts der Knochen erklären. Silizium ist in Muttermilch, dem Faserstoffgehalt von braunem Reis, in allen Blattgemüsen und Paprikaschoten enthalten. Es dient der Regeneration und Stärkung von Knochen, Fingernägeln und Haaren. Allerdings vermag nur organisches Silizium diese Aufgaben zu erfüllen.

Unsere Knochen bestehen zu 20,2 Prozent aus Kalzium und nur zu 0,1 Prozent aus Magnesium. Dennoch ist Magnesium wichtig für den Kalziumtransport in die Knochen und die Umwandlung von Vitamin D in seine aktive Hormonform. Magnesium findet sich in hohen Konzentrationen in Blattgemüse, Vollgetreide, Hülsenfrüchten, Samen, Mandeln, Erbsen, Curry, Alfalfasprossen, Avocados, Äpfeln, Blütenpollen, Datteln, Feigen, Knoblauch, Linsen, den meisten grünen Gemüsesorten, Grapefruits, Kelp, Eiern und Leber. Vegetarier sind also durch ihre Ernährung bestens versorgt.

Des weiteren sind Mangan, Kupfer, Kalium, Strontium und Zink wichtig für gesunde Knochen und Knorpel. Die Magnesium enthaltenden pflanzlichen Lebensmittel enthalten auch diese Mineralien.

Bor ist ein wenig bekannter Mineralstoff, der in geringen Mengen für den Knochenstoffwechsel benötigt wird und offensichtlich in der Osteoporoseprophylaxe von großer Bedeutung ist. Eine 1986 an postmenopausalen Frauen durchgeführte Studie ergab, daß eine Gabe von 3 mg Bor täglich die Kalziumverluste durch den Urin um 44 Prozent verringerte. Gleichzeitig konnte dadurch der Gehalt an natürlichen östrogenen Hormonen im Blut erhöht werden. Die Borgaben erhöhten die Östrogenwerte auf Konzentrationen, die jenen von Frauen mit Östrogenersatztherapien vergleichbar sind. Bor ist zudem wichtig für die Umwandlung von Vitamin D in seine aktive Form. Die Erhöhung der Östrogenwerte trägt zur Vermeidung von Knochensubstanzverlusten bei. Besonders wichtig erscheint mir die Anregung der natürlichen Östrogenwerte durch Bor, da die herkömmliche Östrogentherapie umstritten ist. Amerikanische Gesundheitsbehörden wiesen bereits 1984 auf das durch Östrogentherapie steigende Gebärmutterkrebsrisiko hin. Das *Journal of the American Medical Association* schrieb im April 1991, daß es einen direkten Zusammenhang zwischen der Dauer der Östrogentherapie und dem Brustkrebsrisiko gibt. Dabei berufen sich die Autoren auf eine Vielzahl von Studien der letzten Jahrzehnte. Im Durchschnitt ergaben diese Studien, daß eine 15jährige Östrogentherapie zu einem um 30 Prozent erhöhten Brustkrebsrisiko führt. Das Brustkrebsrisiko erhöht sich um 50 Prozent, nachdem 25 Jahre lang Östrogenpräparate eingenommen wurden. Die fünf Studien mit dem höchsten wissenschaftlichen Standard ergaben sogar eine 60prozentige Erhöhung des Brustkrebsrisikos in den ersten 15 Jahren und eine 100prozentige Steigerung des Krebsrisikos nach 25 Jahren. Weiterhin bemerkenswert ist eine 1984 im *Journal of the American Medical Association* veröffentlichte 14jährige Studie, die ergab, daß die Östrogentherapie keinen Einfluß auf die Häufigkeit von Hüftbrüchen hat. Die Wissenschaftler konnten keine osteoporosevorbeugende Wirkung der Hormonersatztherapie feststellen.

Das Spurenelement Bor könnte die Behandlung der Osteoporose enorm verbessern. Es fördert nicht nur die natürliche Östrogenproduktion, sondern unterstützt auch den Kalzium-, Phosphor- und Magnesiumstoffwechsel. Zudem verringert es die Kalzium-, Magnesium- und Östrogenverluste. Die besten Borquellen sind Kelp und Alfalfa. Kelp hat außerdem einen hohen Siliziumgehalt. Weitere Lebensmittel, die Bor enthalten, sind: Spinat, Erbsen, Kohl, Kopfsalat, Äpfel, Blattgemüse und Hülsenfrüchte. Die Tatsache, daß Vegetarier seltener von Osteoporose betroffen sind als Nichtvegetarier, könnte zum Teil auf den höheren Borgehalt vegetarischer Kost zurückzuführen sein. Wenn Sie einen eigenen Garten haben, sollten Sie die Erde mit im Handel erhältlichen Präparaten anreichern, die den Borgehalt Ihrer Früchte und Gemüse erhöhen. Anscheinend gibt es bei Bor keine Gefahren der Überdosierung. Selbst die 35fache Menge der empfohlenen 3 mg hatte keine schädliche Wirkung auf Hunde und Ratten. Es gibt Gebiete auf der Welt, in denen die Menschen etwa das 13fache des Borbedarfs über ihre Lebensmittel zu sich nehmen, ohne Schaden zu erleiden.

Es ist offensichtlich, daß eine eiweißarme, vegetarische Ernährung der Vorbeugung von Osteoporose dient. Eine solche Kost enthält ausreichend hohe Mengen an Kalzium, Bor und weiteren für die Knochen wichtigen Vitaminen, Mineralien und Spurenelementen. Der geringe Eiweißgehalt einer ausgewogenen vegetarischen Ernährung führt im Gegensatz zu fleischbetonter Kost nicht zu Kalziumverlusten der Knochen. Eine Studie zeigte sogar, daß vegetarisch essende Frauen im Alter von über 70 Jahren keine Knochensubstanzverluste mehr erleiden. Außer der Ernährung ist ein aktiver, harmonischer Lebensstil mit ausreichend körperlicher Betätigung und gelegentlichem, maßvollem Sonnenbaden die beste Osteoporoseprophylaxe. Eine Studie ergab, daß Frauen in den Siebzigern, die sich körperlich betätigten, ihre Knochenmasse monatlich um 1 Prozent vermehren konnten, während die Frauen der Kontrollgruppe, die inaktiv waren, schleichende Knochensubstanzverluste aufwiesen. Um die Knochenmasse zu erhalten, sollten sich auch ältere Menschen körperlich ebenso betätigen wie junge Erwachsene. Am besten für die Gesundheit und Stabilität der Knochen sind Übungen, bei denen man gegen die Schwerkraft arbeitet. Hervorragend geeignet ist das Gehen. Zusätzlich sollten Übungen zur Kräftigung der Arme und des Schultergürtels durchgeführt werden. Dazu eignen sich insbesondere Hatha-Yoga und traditionelle Übungen wie Liegestütze. Um der Osteoporose vorzubeugen, empfiehlt Dr. Betty Kamen, eine amerikanische Osteoporoseexpertin, täglich drei Stunden auf den Beinen zu sein oder mindestens 20 Minuten lang sportliche Übungen gegen die Schwerkraft zu machen. Ein ausgeglichenes Leben führt zu einer ausgeglichenen Kalziumbilanz.

Vegetarische Ernährung fördert die Ausdauer

Es ist bislang wenig bekannt, wie positiv die vegetarische Ernährung auf die körperliche Ausdauer wirkt. Mindestens vier groß angelegte wissenschaftliche Studien belegen, was Dr. Irving Fisher bereits 1917 im *Yale Medical Journal* schrieb: Die vegetarische Ernährung ermöglicht dem Körper eine nahezu doppelt so hohe Ausdauer gegenüber den mit fleischbetonter Kost erzielten Werten. Fisher fand heraus, daß sogar die keinen Sport treibenden Vegetarier mehr Ausdauer haben als Fleisch essende Sportler. In einer ähnlichen Studie verglich Dr. Joteyko von der Medizinischen Akademie in Paris die Ausdauerwerte von Vegetariern mit denen von Nichtvegetariern. Dabei untersuchte er sowohl Sportler als auch Nichtsportler. Die Vegetarier hatten gegenüber den Nichtvegetariern 2–3mal bessere Ausdauerwerte und benötigten nach körperlichen Belastungen nur ein Fünftel der Regenerationszeit. Eine dänische Studie verglich 1968 die Ausdauerleistungen von Versuchspersonen, die nacheinander drei verschiedene Kostformen ausprobierten. Bei einem Radfahrausdauertest schafften sie mit rein vegetarischer Kost im Durchschnitt 167 Minuten. Aßen sie viel Fleisch und Milchprodukte, mußten sie bereits nach 57 Minuten passen.

Eine belgische Studie untersuchte die Kraft des Händedrucks zwischen Vegetariern und Nichtvegetariern. Dabei mußten die Versuchspersonen ein dafür konzipiertes Gerät so oft wie möglich zusammendrücken. Den Vegetariern gelangen durchschnittlich 69 Wiederholungen, während die Nichtvegetarier nur 38 schafften. Außerdem hatten die Vegetarier eine kürzere Erholungszeit. Dr. Fisher und Dr. Chittenden, ein weiterer Experte auf diesem Gebiet, erklärten die geringere Ausdauer der Nichtvegetarier unter anderem durch die Abbauprodukte des Eiweißstoffwechsels wie Harnsäure, Harnstoff und Purine. Diese Substanzen beeinträchtigen die Muskel- und Nervenfunktion.

Es gibt viele Weltklasseathleten, die sich vegetarisch ernährten, als sie ihre Rekorde aufstellten. Dave Scott gewann als Laktovegetarier sechsmal den Hawaii-Ironman-Triathlon. Weitere bekannte Sportler, die ihre Höchstleistungen mit einer vegetarischen Ernährung vollbrachten, sind z. B.: Edwin Moses, zweifacher Olympiasieger, Weltmeister und Weltrekordhalter im 400-m-Hürdenlauf; Murray Rose, mehrfacher Olympiasieger im Schwimmen; Paavo Nurmi, neunfacher Olympiasieger und 20facher Weltrekordhalter im Langstreckenlaufen. Gayle Olinekova, eine herausragende Langstreckenläuferin, die sich seit langem vegetarisch ernährt, erzählte mir, daß sie in Boston eine ihrer besten Marathonzeiten lief, nachdem sie zuvor sieben Tage lang gefastet hatte. Vegetarier sind jedoch nicht nur im Ausdauerbereich zu Höchstleistungen fähig. Andreas Cahling, der sich von vegetarischer Rohkost ernährt, gewann viele Bodybuilding-Meisterschaften. Roy Hilligan gewann als Vegetarier den Mr.-America-Titel. Stan Price, der sich ebenfalls vegetarisch ernährt, stellte einen Weltrekord im Bankdrücken auf.

Die positive Wirkung des Vegetarismus auf Gesundheit und Langlebigkeit

Von 154 untersuchten Bulgaren, die über 100 Jahre alt waren, aßen nur fünf regelmäßig Fleisch. Die langlebigsten Völker der

Erde wie die Hunza, die ländliche Bevölkerung Bulgariens, das ostindische Todavolk, die russischen Kaukasier und die Yukatan-Indianer ernähren sich entweder vollständig vegetarisch oder essen nur selten Fleisch. Diese Menschen nehmen nur 30–50 Prozent der Eiweißmengen eines US-Amerikaners zu sich.

In einer Studie über die Adventisten vom Siebenten Tag, die größte vegetarisch lebende religiöse Gruppe der USA, zeigte sich eine gegenüber der Durchschnittsbevölkerung um über 60 Prozent niedrigere Darmkrebsrate. Gleichzeitig war die Häufigkeit von Herz-Kreislauf-Krankheiten um 40 Prozent reduziert. Als die Wissenschaftler strikt vegetarisch lebende Adventisten mit einer Kontrollgruppe, die dreimal pro Woche Fleisch aß, verglichen, zeigte sich bei den Vegetariern eine um die Hälfte geringere Brustkrebshäufigkeit. Im Vergleich zur amerikanischen Durchschnittsbevölkerung wiesen die Adventisten eine um 50–70 Prozent niedrigere Sterblichkeitsrate auf.

Das *Journal of the American Medical Association* schätzte 1961, daß 97 Prozent der Herz-Kreislauf-Krankheiten sich durch eine vegetarische Ernährung verhüten ließen. Statistiken belegen, daß bei fleischbetonter Kost 10mal mehr Herzinfarkte in der Altersgruppe der 45- bis 65jährigen auftreten als bei vegetarischer Ernährung. Unter Bluthochdruck leiden 26 Prozent der Fleisch essenden Bevölkerung, während nur 2 Prozent der Vegetarier von dieser Erkrankung betroffen sind. Fleischesser haben 2,3mal häufiger Darmkrebs, 4mal häufiger Brustkrebs, 3,6mal häufiger Prostatakrebs und 10mal mehr Lungenkrebs als Vegetarier.

Da die Tiere, die wir verzehren, in der Nahrungskette weit oben stehen, finden sich in ihrem Fleisch höhere Konzentrationen an radioaktivem Material, Pestiziden, Fungiziden und anderen Umweltgiften als in pflanzlicher Nahrung. Die Aufnahme dieser Substanzen führt zu einer Verringerung von Gesundheit und Vitalität. Fleisch essende Frauen haben 50–70 Prozent höhere Pestizidwerte in ihrem Gewebe als Vegetarierinnen. Tierische Nahrungsmittel enthalten durchschnittlich 14mal höhere Pestizidrückstände als pflanzliche Lebensmittel. Außerdem gibt es verschiedene Krankheiten, die durch den Fleischverzehr auf den Menschen übertragen werden können. Bei Rindern und Schweinen ist dies die Toxoplasmose, bei Schweinen zusätzlich die Trichinose. Hühnerfleisch birgt die Gefahr der Salmonellenvergiftung in sich. In den USA treten jährlich mehr als eine Million Fälle von Nahrungsmittelvergiftung auf. Die meisten davon sind auf Salmonellen zurückzuführen.

Die sozialen Kosten dieser ernährungsbedingten Krankheiten sind enorm. Amerikanische Gesundheitsbehörden schätzen die in den USA durch Herzinfarkte verursachten Kosten allein aus dem Jahr 1983 auf 60 Milliarden Dollar. Mordecai Ben-Porat brachte einen Gesetzesentwurf in das israelische Parlament ein, der den Fleischkonsum unterbinden sollte. Berechnungen zufolge können durch vegetarische Ernährung der israelischen Bevölkerung über 4200 Milliarden Pfund jährlich eingespart werden. Der Entwurf wurde abgelehnt.

Epidemiologische Studien über vegetarische Ernährung in Kriegszeiten erbrachten faszinierende Ergebnisse. In den Jahren 1917–18, als aufgrund des Ersten Weltkriegs in Dänemark kaum Fleisch erhältlich war, sank die Todesrate der Zivilbevölkerung gegenüber dem Durchschnitt der vorangegangenen 18 Jahre um 34 Prozent. In einer ähnlichen Situation befand sich Norwegen während des Zweiten Weltkriegs. Gleichzeitig mit dem sinkenden Fleischkonsum kam es zu einem beträchtlichen Rückgang der durch Herz-Kreislauf-Krankheiten bedingten Todesfälle. Die positiven Wirkungen der fleischlosen Ernährung wurden bestätigt, als der nach dem Krieg einsetzende vermehrte Fleischverzehr zu einem erneuten Anstieg der Todesrate führte. In Großbritannien kam es ebenfalls während des Zweiten Weltkriegs zu einem Rückgang des Fleischkonsums. Gleichzeitig war die Säuglings- und Kindersterblichkeit niedriger denn je. Auch die Zahngesundheit der Kinder verbesserte sich. Zudem erkrankten weniger Menschen an Anämie und Herz-Kreislauf-Krankheiten. Durch den verringerten Fleischverzehr kam es zu einer allgemeinen Verbesserung des Gesundheitszustands der englischen Bevölkerung.

Die 1983 begonnene Cornell-China-Oxford-Studie über Ernährung und Gesundheit, bei der über 6500 Chinesen untersucht wurden, führte ebenfalls zu dem Ergebnis, daß eine vegetarische Ernährung gesundheitliche Vorteile bringt. Nathaniel Mead schrieb im *East-West Journal*, diese Studie gelte unter manchen Wissenschaftlern als „Grand Prix der Epidemiologie". Obgleich die Studie noch viele Jahre fortgesetzt wird, kam es 1990 zur Veröffentlichung erster Ergebnisse:

- Kinder, deren Ernährung viel Eiweiß, Fett, Kalzium und Kalorien enthält, wachsen zwar schneller, haben jedoch im Erwachsenenalter ein erhöhtes Krebsrisiko (dies gilt besonders für das Brustkrebsrisiko bei Frauen).

- Eine vegetarische Ernährungsweise ist gesünder als eine fleischbetonte Kostform.

- Der gesundheitszuträglichste Fettanteil in der Ernährung beträgt 15–20 Prozent, was sich mit pflanzlicher Kost leicht einhalten läßt.

- Eine vegetarische Ernährung liefert ausreichende Kalziummengen und ist zur Osteoporosevorbeugung besser geeignet als eine viele Milchprodukte enthaltende Kost.

- Vegetarier sind seltener von ernährungsbedingten Krankheiten betroffen.

- Würden sich die viel tierische Kost essenden Völker auf vegetarische Ernährung umstellen, hätte dies auf den Gesundheitszustand der Weltbevölkerung eine positivere Wirkung als alle Ärzte, Krankenversicherungen und Pharmaprodukte zusammengenommen.

Es gibt eine Fülle von Beweisen dafür, daß eine vegetarische, nur moderate Eiweißmengen enthaltende Ernährung enorme gesundheitliche Vorteile bietet. Einer fleischorientierten Kost ist die vegetarische Ernährungsweise aus gesundheitlicher Sicht überlegen. Die vegetarische Ernährung ist ein Ausdruck von Liebe zu sich selbst und dem eigenen Körper.

Denken Sie einmal über die Auswirkungen des Fleischverzehrs nach!

Die Kosten der durch Herzinfarkte entstandenen Arzt- und Krankenhausrechnungen sowie die verringerte Arbeitsleistung betrugen in den USA im Jahre 1983 etwa 60 Milliarden Dollar.

In der Altersgruppe zwischen 45–65 Jahren haben Fleischesser dreimal häufiger Herzinfarkte als Ovolaktovegetarier und zehnmal häufiger als reine Vegetarier.

Fleischesser genießen sich mit Messer und Gabel zu Tode.

Wie wichtig ist Ihnen Ihre Gesundheit?

4

Enthält vegetarische Kost genug Vitamin B_{12}?

In diesem Kapitel werden wir uns mit dem Thema Vitamin B_{12} beschäftigen. Sie werden erkennen, daß gesunde Vegetarier ausreichend mit diesem Vitamin versorgt sind. Um die Bedenken vor Vitamin-B_{12}-Mangel bei vegetarischer Ernährung genau zu prüfen, hat dieses Kapitel wissenschaftliches Format. Wir werden uns mit der Physiologie des Vitamins und den möglichen Ursachen und Symptomen des Vitamin-B_{12}-Mangels beschäftigen. Auf der Grundlage dieses Wissens können Sie dann Ihre eigenen Entscheidungen treffen. Am Ende des Kapitels finden Sie eine kurze Zusammenfassung, die Ihnen einen Überblick über die wichtigsten Informationen gibt. Sind Sie bereit, Ihre Angst vor Vitamin-B_{12}-Mangel einmal kritisch zu untersuchen?

Sowohl Vegetarier als auch Nichtvegetarier stellen häufig die Frage, ob vegetarische Kost genügend Vitamin B_{12} enthält. Dies ist ein wichtiger Punkt, da Vitamin-B_{12}-Mangel zu Nervendegeneration und sogar zum Tod führen kann. Um diese Frage vollständig beantworten zu können, bediente ich mich meiner klinischen Erfahrungswerte und der zahlreichen Studien über Lactovegetarier und Veganer. Veganer sind reine Vegetarier, die weder Fleisch noch Milchprodukte oder Eier essen.

In seiner Analyse der Vitamin-B_{12}-Versorgung von Vegetariern weist Dr. Alan Immerman darauf hin, daß in der wissenschaftlichen Literatur der letzten 30 Jahre viele Studien über Veganer zu finden sind. Von denjenigen Untersuchungen, die auf einen scheinbaren Vitamin-B_{12}-Mangel bei vegetarischer Kost hindeuteten, konnte jedoch keine eine Vitamin-B_{12}-Mangelsymptomatik bei Veganern nachweisen. Zu diesen Studien gehören:

- Harding und Stare, die 1954 26 Veganer untersuchten und keinen Vitamin-B_{12}-Mangel feststellen konnten. Vielmehr bescheinigten sie den Veganern einen guten allgemeinen Gesundheitszustand.

- Ellis und Montegriffo, die ebenfalls 26 Veganer untersuchten und keinen Vitamin-B_{12}-Mangel diagnostizierten. Vier dieser Veganer ernährten sich bereits seit 13 Jahren ohne Tierprodukte und ohne Ergänzungspräparate. Dennoch hatten sie normale Vitamin-B_{12}-Werte.

- Sanders, der 1978 34 Veganer untersuchte. Alle hatten normale Blutwerte und wiesen keinerlei Krankheitssymptome auf. Die Versuchspersonen dieser Studie wurden in zwei

Gruppen eingeteilt. Zur ersten Gruppe gehörten jene, die hin und wieder Vitamin-B_{12}-Ergänzungspräparate einnahmen. Die Personen der anderen Gruppe nahmen nie Vitaminsupplemente. Der durchschnittliche Vitamin-B_{12}-Gehalt des Blutserums war bei der ersten Gruppe höher: 421 pg/ml gegenüber 253 pg/ml. Allerdings wies keine der Versuchspersonen einen Vitamin-B_{12}-Serumwert von unter 80 pg/ml auf, der von der Weltgesundheitsorganisation 1968 als Indikator für Vitamin-B_{12}-Mangel definiert wurde. Einige private Labors halten 115 pg/ml für die untere Grenze.

Diese Studien weisen ebenso wie zahlreiche weitere Untersuchungen darauf hin, daß Vitamin-B_{12}-Mangel unter Vegetariern selten ist. Dies gilt für alle Gruppen von Vegetariern, also auch für Veganer.

Wie der Mythos vom hohen Eiweißbedarf entpuppt sich auch die häufig gegen den Vegetarismus ins Feld geführte Panikmache vor Vitamin-B_{12}-Mangel als wissenschaftlich unhaltbar. In Studien über die vegetarisch lebende Landbevölkerung Südindiens zeigte sich, daß vegetarische Ernährung kein Risiko des Vitamin-B_{12}-Mangels birgt. Dr. Baker, der viele Gemeinden Südindiens untersuchte, bescheinigte sogar Menschen mit Serumwerten unter 140 pg/ml einen guten Gesundheitszustand. Er fand bei ihnen keinerlei Symptome, die auf Vitamin-B_{12}-Mangel deuteten. Dies legt den Schluß nahe, daß niedrige Serumwerte ohne neurologische, hämatologische oder sonstige klinische Befunde sich nur bedingt dazu eignen, einen Vitamin-B_{12}-Mangel zu diagnostizieren. Würde man sich ausschließlich auf die Vitamin-B_{12}-Werte des Blutserums verlassen, müßte man bei einem Großteil der Bevölkerung Indiens und anderer Dritte-Welt-Länder einen Vitamin-B_{12}-Mangel annehmen.

Ich habe beobachtet, daß der Vitamin-B_{12}-Serumwert bei Vegetariern, insbesondere bei Veganern, meist niedriger ist als bei der Fleisch essenden Bevölkerung. Allerdings gehen diese niedrigeren Werte nicht mit entsprechenden klinischen Befunden einher. Vielmehr sollte das medizinisch als normal geltende

Spektrum erweitert werden, um den bei gesunden Vegetariern gemachten Beobachtungen Rechnung zu tragen.

Ich habe häufig festgestellt, daß das physiologische Profil eines Vegetariers oder Veganers sich von dem eines Fleischessers unterscheidet. Beispielsweise haben Veganer niedrigere Cholesterin- und Triglyzeridwerte. Würde man diese Werte als Grundlage nehmen, hätten viele Nichtvegetarier, deren Cholesterinspiegel derzeit als normal gilt, stark erhöhte Cholesterinwerte. Daher sollte auch in bezug auf Vitamin B_{12} die Spanne des Akzeptablen erweitert werden. Dies würde eine adäquatere Beurteilung des Gesundheitszustands von Veganern zulassen, als dies mit den gegenwärtigen Normwerten möglich ist. Viele der derzeit gültigen Normen sind Ausdruck unserer kulturellen Vorurteile.

Auch Rohkostvegetarier weisen physiologische Werte auf, die von denen der Fleisch essenden Bevölkerung stark abweichen. Selbst unter Vegetariern gibt es große Unterschiede, unter anderem bedingt durch unterschiedliche Rohkostanteile in der Ernährung. Rohköstler sezernieren geringere Mengen Verdauungsenzyme, da sich ihr Körper darauf eingestellt hat, bereits über die Nahrung hohe Enzymkonzentrationen aufzunehmen. Wenn sich Rohköstler auf gekochte Speisen umstellen, entspricht ihre Enzymsekretion nach einer Woche wieder den Werten der gekochte Nahrung essenden Bevölkerung. Oft habe ich beobachtet, daß eine viel Rohkost und wenig Eiweiß enthaltende Ernährung die Vitalität erhöht. Gleichzeitig ist der Körper bei immer geringeren Nahrungsmengen bestens versorgt. Viele Studien unterstützen diese Behauptung. Bei den vielen Untersuchungen über die Ernährungsgewohnheiten der gesündesten und langlebigsten Völker der Erde waren die Wissenschaftler immer wieder erstaunt darüber, wie gering die Nahrungsmengen dieser Menschen ausfielen. Meist verzehren sie nur 30–50 Prozent der bei uns üblichen Eiweiß- und Kalorienmengen.

Es stellt sich die Frage: „Warum leiden gesunde Veganer nicht an Vitamin-B_{12}-Mangel, obwohl einige sogenannte Experten dies fortlaufend behaupten?“ Um hierauf eine Antwort zu finden, müssen wir uns mit der Physiologie des Vitamin B_{12} beschäftigen.

Die Physiologie des Vitamin B_{12}

Vitamin B_{12} wird nur von Bakterien hergestellt. Es wird weder von Pflanzen noch Tieren produziert. In Tieren kommen mehr Bakterien vor als in Pflanzen. Dies macht tierische Lebensmittel zu einer besseren Vitamin-B_{12}-Quelle. Nicht immer ist das von Mikroorganismen produzierte Vitamin B_{12} gleich. Einige Formen sind für Menschen besonders zuträglich. Andere hingegen, die der chemischen Struktur des Vitamin B_{12} ähneln, können vom Menschen nicht verwertet werden. Einige Forscher behaupten, daß diese vom Menschen nicht assimilierbaren Formen sogar die Aufnahme des verwertbaren Vitamin B_{12} beeinträchtigen, indem sie die Resorptionsstellen blockieren. Im menschlichen Stuhl finden sich etwa 100 Mikrogramm Vitamin B_{12}. 95 Prozent hiervon sind nicht verwertbar und nur 5 Prozent stellen „echtes“ Vitamin B_{12} dar.

Im menschlichen Körper finden sich an verschiedenen Stellen Vitamin-B_{12}-produzierende Bakterien. Die Ärzte Thrash und Thrash schätzen, daß die im Mund und Nasenrachenraum vorkommenden Bakterien etwa 0,5 Mikrogramm Vitamin B_{12} pro Tag herstellen. Dr. Baker hat mit seinem Forscherteam nachgewiesen, daß sich im Dünndarm Vitamin-B_{12}-produzierende Bakterien befinden. Dabei handelt es sich um vom Menschen verwertbares Vitamin B_{12}, welches im letzten Dünndarmabschnitt, dem Ileum, resorbiert wird. Die Dickdarmbakterien produzieren etwa 5 Mikrogramm Vitamin B_{12} täglich. Allerdings ist die Verwertbarkeit des im Dickdarm hergestellten Vitamin B_{12} eher schlecht.

Die Vitamin-B_{12}-Resorption beginnt im Magen, wo die Proteasen und die Salzsäure des Magensaftes das Vitamin B_{12} aus den Peptidbindungen herauslösen, durch die es an die Lebensmittel gebunden ist. Durch die Proteasen der Bauchspeicheldrüse setzt sich dieser Prozeß im Dünndarm fort. Eine gesunde Bauchspeicheldrüse und eine ausreichende Magensaftsekretion sind für eine optimale Vitamin-B_{12}-Resorption Voraussetzung. Nachdem das Vitamin B_{12} aus der Nahrung gelöst wurde, erfolgt die Bindung an den Intrinsic-Faktor. Danach gelangt es an spezifische Rezeptoren des Ileums. Dort wird es resorbiert, indem es durch die Darmwand in den Blutstrom gelangt. Etwa 1 Prozent des Vitamin B_{12} wird durch Diffusion resorbiert.

Die Leber sezerniert große Mengen Vitamin B_{12} in den Gallensaft. Dies ist ein weiterer Mechanismus, durch den ein hoher Vitamin-B_{12}-Wert im Organismus aufrechterhalten wird. Der Vitamin-B_{12}-Experte Dr. Herbert schätzt, daß täglich 1–10 Mikrogramm in den Gallensaft abgegeben werden und somit in den Dünndarm gelangen. Im Ileum wird dann ein Großteil des verwertbaren Vitamin B_{12} rückresorbiert. Durch diesen Vorgang werden nicht assimilierbare Formen ausgeschieden. Dr. Herbert ist der Auffassung, daß Vegetarier mehr Vitamin B_{12} aus dieser Rückresorption aufnehmen als durch die Nahrung. Da der tägliche Vitamin-B_{12}-Bedarf eines Menschen bei weniger als 0,5 Gramm pro Tag liegt, ist diese Gallensekretion von großer Bedeutung.

Der Harvardforscher Louis Sullivan konnte nachweisen, daß nur 0,1 Mikrogramm Vitamin B_{12} ausreichen, um bei unter Vitamin-B_{12}-Mangel leidenden Personen eine physiologische Wirkung hervorzurufen. Dr. Herbert schätzt, daß zwischen 0,2 und 0,25 Mikrogramm Vitamin B_{12} täglich für jeden Menschen ausreichen. Laut seinen Aussagen existieren keine Studien, die darauf hindeuten, daß eine höhere Vitamin-B_{12}-Aufnahme gesundheitliche Vorteile bietet. Andere Experten halten 0,5 Mikrogramm täglich für ausreichend. Dr. Baker fand bei der gesunden südindischen Landbevölkerung eine tägliche Vitamin-B_{12}-Aufnahme von 0,3–0,5 Mikrogramm. Dabei sind die durch das Kochen bedingten Vitamin-B_{12}-Verluste noch nicht eingerechnet. Diese 0,25–0,5 Mikrogramm Vitamin B_{12} täglich, die zu keinerlei Vitamin-B_{12}-Mangelsymptomen führten, sind 250- bis 500mal weniger als die 50–100 Mikrogramm enthaltenden Tabletten, die in Naturkostläden angeboten werden. Schätzungen zufolge werden 1–3 Prozent dieser Vitamin-B_{12}-Megadosierungen direkt durch die Darmwand aufgenommen.

Vegetarier haben meist eine bessere Resorptionsfähigkeit als die Fleisch essende Bevölkerung. Nichtvegetarier, die etwa 10 Mikrogramm Vitamin B_{12} täglich mit der Nahrung aufnehmen, resorbieren davon circa 16 Prozent. Demgegenüber liegt die Resorptionsrate bei Veganern, die oft nicht mehr als 1 Mikrogramm täglich zu sich nehmen, bei bis zu 70 Prozent. Dies ist ein weiteres Beispiel dafür, wie sich die Physiologie des menschlichen Organismus an die Qualität der Ernährung anpaßt. Dr. Thrash ist der Auffassung, daß eine wenig Fett und Eiweiß enthaltende Ernährung in Kombination mit einer harmonischen Lebensführung den täglichen Vitamin-B_{12}-Bedarf auf bis zu 0,05 Mikrogramm senkt. Nichtrauchende Veganer bedürfen laut Dr. Thrash keiner externen Zufuhr von Vitamin B_{12} durch Nahrung oder Ergänzungspräparate. Das von den in Nasenrachenraum, Zähnen, Zahnfleisch und Dünndarm vorkommenden Bakterien produzierte Vitamin B_{12} ist seiner Meinung nach völlig ausreichend.

Vitamin B_{12} ist hitzelabil, wird jedoch durch das Kochen nicht vollständig zerstört. Studien zeigen, daß durch das Kochen oder Backen zwischen 23,7 und 96,4 Prozent des Vitamin B_{12} zerstört werden. Milch zwei bis fünf Minuten lang zu kochen bewirkt eine Reduzierung des Gehalts an verwertbarem Vitamin B_{12} um 30 Prozent. Eine andere Studie ergab bei längeren Kochzeiten einen Verlust von 50 Prozent. Die 13 Minuten anhaltende Sterilisation von Milch in abgeschlossenen Containern bedingt einen Vitamin-B_{12}-Verlust von 77 Prozent. Bei der Pasteurisierung von Milch gehen demgegenüber nur 10 Prozent des verwertbaren Vitamin B_{12} verloren. Bei Kondensmilch betragen die Vitamin-B_{12}-Verluste zwischen 40 und 90 Prozent.

Isoliertes Vitamin B_{12} ist sehr mutabel. In Multivitaminpräparaten enthaltenes Vitamin B_{12} mutiert häufig in einen vom Körper nicht mehr verwertbaren Zustand. Bei Vitamin-Ergänzungsgaben sollte das Vitamin B_{12} daher immer als Einzelpräparat und nie in Form eines Multivitaminprodukts eingenommen werden.

Vitamin-B12-Physiologie

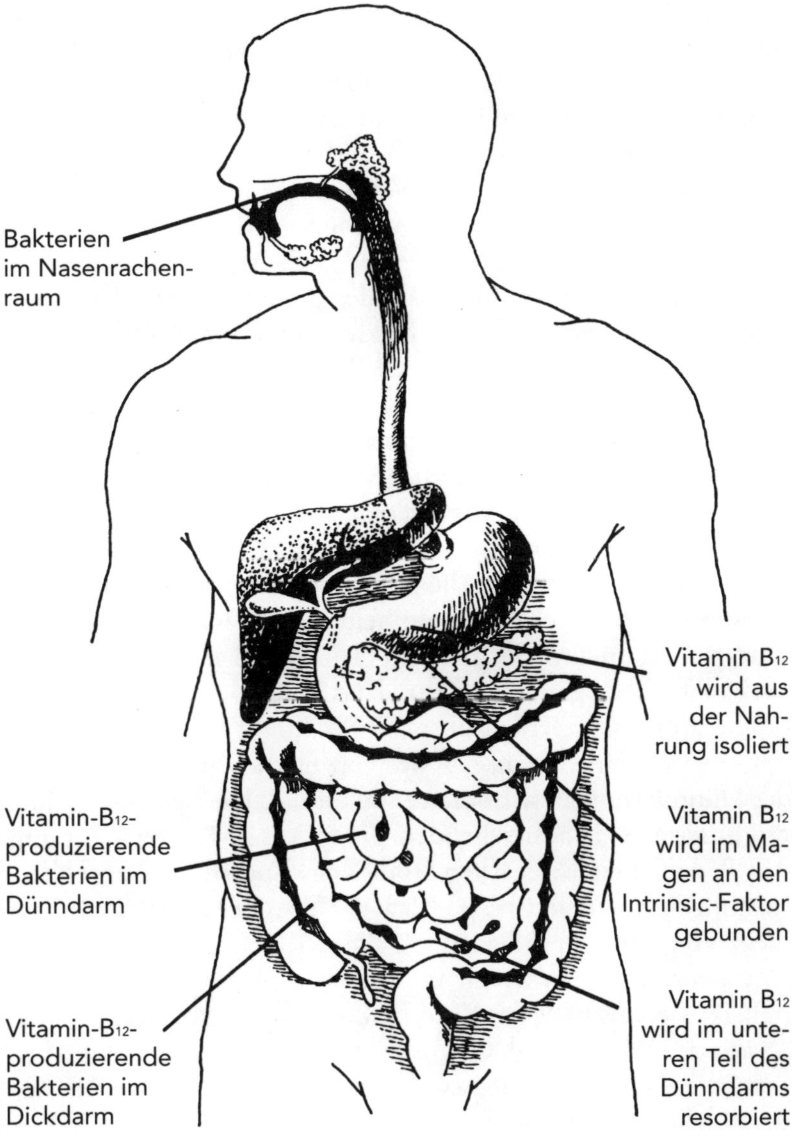

Warum Vegetarier keinen Vitamin-B_{12}-Mangel aufweisen

Mit dem Verständnis der Vitamin-B_{12}-Physiologie können wir uns nunmehr der Frage zuwenden, warum Vegetarier und insbesondere Veganer normalerweise keinen Vitamin-B_{12}-Mangel aufweisen. In Milchprodukten sind ausreichende Vitamin-B_{12}-Mengen vorhanden, um den Bedarf von Laktovegetariern zu decken. Doch wie steht es mit Veganern?

Eine der Hauptquellen von Vitamin B_{12} für Veganer sind die im eigenen Körper vorkommenden Bakterien. Die in Nasenrachenraum, Zähnen und Zahnfleisch enthaltenen Bakterien produzieren täglich etwa 0,5 Mikrogramm Vitamin B_{12}. Diese Menge deckt bereits den täglichen Bedarf. Zudem wird auch das im Dünndarm bakteriell hergestellte Vitamin B_{12} sowie das aus der Gallenflüssigkeit rückresorbierte Vitamin B_{12} vom Körper aufgenommen. Wissenschaftliche Untersuchungen haben ergeben, daß die Dünndarmbakterien von Vegetariern mehr Vitamin B_{12} produzieren als jene von Nichtvegetariern. Dies bestätigt die Beobachtung, daß sich die Physiologie eines Menschen an die Ernährungs- und Lebensgewohnheiten anzupassen vermag. Eine Studie an Südindern, die in ihrem Heimatland gesund waren und nach ihrer Emigration in England Vitamin-B_{12}-Mangelsymptome aufwiesen, verdeutlicht die Wichtigkeit der Darmbakterien. Es ist anzunehmen, daß der Umzug die Zusammensetzung der Dünndarmbakterienflora verändert hat. Die neue Darmflora produzierte keine ausreichenden Vitamin-B_{12}-Mengen mehr, um den Bedarf dieser Menschen zu decken. Zudem ergaben Untersuchungen des Trinkwassers, daß das Brunnenwasser in Indien mehr Vitamin-B_{12}-produzierende Bakterien enthielt als das englische Leitungswasser. Somit konnte ein Teil des täglichen Vitamin-B_{12}-Bedarfs über das Brunnenwasser gedeckt werden.

Die in Wasser und Gemüse vorkommenden Vitamin-B_{12}-produzierenden Bakterien sind eine weitere mögliche Vitamin-B_{12}-Quelle für Vegetarier. Eine wissenschaftliche Studie über eine vegetarische Kommune berichtet, daß die dort lebenden

Menschen sich beim Anbau ihrer Nahrung Methoden bedienen, die sich im Orient seit Jahrtausenden bewährt haben. Sie brachten unter anderem kompostierte menschliche Fäkalien als Düngemittel aus. Dadurch enthielt die Nahrung ausreichende Vitamin-B_{12}-Mengen. Das Vitamin B_{12} befindet sich nicht in den Lebensmitteln, sondern an deren Oberfläche. Es wird von dort vorhandenen Bakterien hergestellt, die überall in der Natur und damit auch auf Nahrungsmitteln vorkommen.

Wurzelgemüse enthalten mehr Vitamin B_{12} als über der Erde wachsende Pflanzen, da sie in direktem Kontakt mit den Erdbakterien stehen. Daher bewirkt ein zu rigoroses Abwaschen unserer Lebensmittel einen Verlust von Vitamin B_{12}. Wissenschaftler haben in bzw. an den folgenden Pflanzen hohe Vitamin-B_{12}-Konzentrationen nachgewiesen: Mungbohnen, Bohnensprossen, fermentierte Sojabohnen, Erbsen, Erdnüsse, Salat, Alfalfa, Naturreis, Blattgemüse, Rüben, Hülsenfrüchte und Vollweizen. Bei jeder Ernte variieren anscheinend die Mengen an Vitamin B_{12}, so daß manchmal die gleichen, vormals Vitamin-B_{12}-reichen Lebensmittel bei der Folgeernte kein Vitamin B_{12} mehr enthalten.

Unter den pflanzlichen Lebensmitteln sind insbesondere Meeresalgen reich an verwertbarem Vitamin B_{12}. Kelp enthält beispielsweise 3,4 Mikrogramm Vitamin B_{12} pro 100 g. Damit ließe sich der tägliche Bedarf mühelos decken.

Vegane Ernährung enthält genug Vitamin B_{12}

Die Vitamin-B_{12}-Blut- und Gewebswerte sind bei gesunden Veganern niedrig, aber ausreichend. Bei Laktovegetariern und Fleischessern sind die Vitamin-B_{12}-Werte höher. Manche Wissenschaftler meinen, nach 20 Jahren veganer Ernährung müßten Mangelerscheinungen auftreten, da die Vitamin-B_{12}-Vorräte aufgebraucht seien. Leider gibt es kaum wissenschaftliche Forschungen über Veganer, die mehr als 20 Jahre lang keine Vitamin-B_{12}-Tabletten oder Vitaminergänzungspräparate genommen haben. So waren beispielsweise in Dr. Sanders' Studien nur drei Menschen erfaßt, die sich seit mehr als 20 Jahren vegan ernährten. Zwei von ihnen nahmen jedoch Ergänzungspräparate und einer Vitamin-B_{12}-Tabletten. Veganer, die über 20 Jahre lang keine Vitaminpräparate eingenommen haben, sind schwer zu finden. Daher ist es nur eine theoretische Spekulation, daß sie an Vitamin-B_{12}-Mangel leiden müßten. In der Praxis nehmen viele Veganer Vitamin-B_{12}-Supplemente. Nachdem ich mich über 20 Jahre vegetarisch und die letzten 8 Jahre vorwiegend von Rohkost ernährt hatte, waren meine Vitamin-B_{12}-Serumwerte mit 500 Mikrogramm erstaunlich hoch. Dies ist etwa das Doppelte des für Veganer üblichen Wertes. Dieser Wert ist höher als der Durchschnittswert der Fleisch essenden Bevölkerung. Allerdings ernähren sich die meisten Veganer nicht überwiegend von Rohkost. Bei einer Rohkosternährung ist die Vitamin-B_{12}-Aufnahme höher, da keine durch das Kochen bedingten Vitamin-B_{12}-Verluste eintreten. Während dieser Zeit nahm ich keine Vitamin-B_{12}-Ergänzungspräparate, wohl aber blaugrüne Algen aus dem Klamathsee. Diese Algen sind reich an verwertbarem Vitamin B_{12}. Ein Gramm blaugrünes Algenpulver enthält 0,279 Mikrogramm Vitamin B_{12}. Dies entspricht etwa dem Tagesbedarf. Obgleich ich die Klamathseealgen nicht wegen ihres Vitamin-B_{12}-Gehalts nehme, sind sie dennoch eine hervorragende Quelle für dieses Vitamin. Die in den Klamathalgen vorkommende Vitamin-B_{12}-Form ist im Gegensatz zu den in anderen grünen oder blaugrünen Algenprodukten enthaltenen Vitamin-B_{12}-Formen bestens verwertbar.

In meiner ärztlichen Praxis konnte ich beobachten, daß manche Menschen offensichtlich Vitamin-B_{12}-Ergänzungsgaben benötigen. Dies betrifft sowohl Vegetarier wie Nichtvegetarier. Einer meiner Fleisch essenden Patienten suchte mich auf, nachdem er infolge einer Hepatitiserkrankung gesundheitlich angeschlagen war. Diese Krankheit lag bereits 20 Jahre zurück, und seitdem benötigte er jeden zweiten Tag Vitamin-B_{12}-Spritzen, um sich nicht krank oder verstopft zu fühlen. Als er meinen Rat befolgte und sich auf vegetarische Ernährung umstellte, verbesserte sich sein Gesundheitszustand zusehends. Nach einigen

Monaten benötigte er nur noch alle 2 bis 6 Monate eine Vitamin-B_{12}-Spritze. Bei Patienten unter physischem oder psychischem Streß konnte ich mitunter eine Erschöpfung der Vitamin-B_{12}-Vorräte feststellen. Vitamin-B_{12}-Spritzen erwiesen sich in solchen Fällen als hilfreich. Früher, als ich als orthomolekularer Psychiater (Verwendung von Vitaminen und Mineralstoffen in der Behandlung psychischer Störungen) arbeitete, beobachtete ich bei manchen Patienten nach der Verabreichung von Vitamin-B_{12}-Spritzen eine Verbesserung des Geisteszustands. Regelmäßige Vitamin-B_{12}-Spritzen führten in einigen dieser Fälle zu einer Normalisierung des Zustands.

Es gibt noch viele Rätsel um Vitamin B_{12} und die Funktion des Nervensystems. In der im Juni 1988 erschienenen Ausgabe des *New England Journal of Medicine* schrieb der bekannte Vitamin-B_{12}-Forscher William Beck, daß neuere Forschungsergebnisse die Wirksamkeit von Vitamin-B_{12}-Injektionen untermauern. Beck bezog sich dabei jedoch nicht auf Vegetarier, sondern auf Individuen, die aufgrund bestimmter pathologischer Zustände dieser Vitamin-B_{12}-Ergänzungsgaben bedürfen. Dr. John Domissee, ein orthomolekularer Psychiater aus Virginia, setzt Vitamin B_{12} mit großem Erfolg in der Behandlung von posttraumatischen Streßzuständen ein. Es gibt also Menschen, die, unabhängig von ihrer Ernährung, von Vitamin-B_{12}-Ergänzungspräparaten profitieren.

Ursachen eines Vitamin-B_{12}-Mangels

Die Hauptursachen eines Vitamin-B_{12}-Mangels sind schlechte Resorptionsfähigkeit, zu geringe Vitamin-B_{12}-Aufnahme sowie körperlicher oder psychischer Streß. Aus meiner Erfahrung kann ich sagen, daß die folgenden Ursachen wesentlich häufiger für einen Vitamin-B_{12}-Mangel verantwortlich sind als die Ernährung.

Eine Störung des Vitamin-B_{12}-Resorptionsmechanismus kann auf verschiedenen Faktoren beruhen: zu wenig Magensäure, zu geringe Enzymsekretion aus der Bauchspeicheldrüse, ein Mangel an Intrinsic-Faktor sowie eine gestörte Dünndarmfunkton. Einige dieser Befunde sind die Folge eines sich verschlechternden Allgemeinzustands. Dies findet man häufig bei älteren Personen, die sich wenig um ihre Gesundheit kümmern. Zu den Ursachen einer schlechten Resorption gehören: Darmparasiten; Malaria; Lebererkrankungen; chronische Bauchspeicheldrüsenkrankheiten; systemische Schleimhautinfektionen; Krebs; spezifische Erkrankungen des Magendarmtrakts wie Morbus Crohn, chronische atrophische Gastritis, tropische Sprue, Zöliakie sowie eine allgemein schlechte Verdauung. Fäulnisprozesse im Dünndarm, die durch eine eiweißreiche Kost oder den Verzehr infizierter Fleisch- und Fischprodukte entstehen, führen zu einer Vermehrung krankheitserregender Bakterien im Dickdarm, die ihrerseits die Vitamin-B_{12}-Resorption beeinträchtigen.

Operationen, bei denen entweder Intrinsic-Faktor-produzierende Teile oder Vitamin-B_{12}-resorbierende Stellen des Dünndarms entfernt wurden.

Ein übermäßiger Fett- oder Eiweißanteil in der Ernährung kann zu einem erhöhten Vitamin-B_{12}-Bedarf führen.

Bei einem Verzicht auf Rohkost und ausschließlichem Verzehr gekochter Nahrung geht das verwertbare Vitamin B_{12} weitestgehend verloren.

Der Vitamin-B_{12}-Bedarf erhöht sich durch die Einnahme von Drogen, Alkohol, Kaffee, Tabak, Aspirin, Kolchizin, Verhütungspillen und Antibiotika.

Überdosierungen an Vitamin C senken die Vitamin-B_{12}-Blutwerte. Eine Studie zeigte, daß die Einnahme von über 2 g Vitamin C täglich zu einer Erschöpfung der Vitamin-B_{12}-Vorräte führt. Manche Wissenschaftler schätzen, daß eine hohe Vitamin-C-Aufnahme den Vitamin-B_{12}-Bedarf um das Zehnfache erhöht. Andere Ärzte raten dazu, bei einer längerfristigen Einnahme von mehr als 500 mg Vitamin C täglich in regelmäßigen Abständen den Vitamin-B_{12}-Status kontrollieren zu lassen.

Lebensmittel, die viel unverwertbares Vitamin B_{12} enthalten, wie Multivitaminpräparate oder Spirulina, können zu einem

Mangel an aktivem Vitamin B_{12} führen. Die unbrauchbaren Formen dieses Vitamins blockieren möglicherweise die Rezeptorenstellen in der Dünndarmwand. Allerdings bedarf es noch weiterer Forschung, um diese Behauptung zu beweisen.

Vitamin-B_6- und Eisenmangel begünstigen eine Erschöpfung der Vitamin-B_{12}-Vorräte.

Rohe Sojaprodukte erhöhen die Vitamin-B_{12}-Ausscheidung.

Auch Schilddrüsenerkrankungen können zu einem Vitamin-B_{12}-Mangel führen.

Eine der wichtigsten Ursachen des Vitamin-B_{12}-Mangels ist die Schwangerschaft und Stillzeit. Durch die Schwangerschaft erhöht sich der Vitamin-B_{12}-Bedarf, da der Fötus mitversorgt werden muß. Das ungeborene Kind benötigt etwa 50 Mikrogramm Vitamin B_{12} pro Tag. Normalerweise verfügen gesunde Frauen, auch Veganerinnen, über ausreichende Vitamin-B_{12}-Speicher, um den Bedarf von Mutter und Kind decken zu können. Ein indischer Wissenschaftler wies darauf hin, daß Vegetarierinnen seit unzähligen Generationen gesunde Kinder zur Welt bringen, ohne in ihrem Leben jemals Fleisch gegessen zu haben. Dieser Experte meint, es gäbe keinerlei Hinweise darauf, daß Laktovegetarierinnen gegenüber Fleisch essenden Müttern ein erhöhtes Risiko eingingen, an Vitamin-B_{12}-Mangel zu erkranken.

Dem stimme ich zu. Allerdings veröffentlichte das *Journal of Clinical Nutrition* eine an 17 makrobiotisch essenden Müttern und ihren Kindern durchgeführte Studie, die zu anderen Ergebnissen kam. 56 Prozent der untersuchten makrobiotischen Mütter wiesen geringere Vitamin-B_{12}-Werte auf als die Frauen in der nichtvegetarischen Kontrollgruppe. Auch ihre Säuglinge hatten verminderte Vitamin-B_{12}-Werte. Ein geringerer Vitamin-B_{12}-Serumwert bei Vegetarierinnen ist jedoch normal. Bei den makrobiotischen Müttern zeigten sich keine klinischen Symptome, die auf Vitamin-B_{12}-Mangel hindeuteten. Allerdings traten bei mindestens einem der 17 untersuchten Kinder leichte Symptome auf, die als Vitamin-B_{12}-Mangel interpretiert werden können. Nachdem die Mutter Vitamin-B_{12}-Ergänzungsgaben mit der Nahrung erhielt, verschwanden diese Symptome. Einer von

17 Säuglingen bei einer derart kleinen Studie rechtfertigt jedoch nicht die Schlußfolgerung, eine makrobiotische Ernährung führe dem Körper zu geringe Mengen an verwertbarem Vitamin B_{12} zu. Möglicherweise führt eine makrobiotische Ernährung zu einer verminderten Resorptionsfähigkeit und zu einer Beeinträchtigung der Gesundheit. Dadurch ließe sich auch der Vitamin-B_{12}-Mangel erklären.

Es gibt weitere Studien, welche die makrobiotische Ernährung in einem ungünstigen Licht erscheinen lassen. Eine niederländische Studie an makrobiotischen Müttern und Kindern erschien im Mai 1988 im *East-West Journal.* Dabei ließ sich bei einigen Säuglingen und Kleinkindern ein Vitamin-B_{12}-Mangel nachweisen, der sich u. a. durch Blutbildveränderungen und körperliche Einschränkungen bemerkbar machte. Diese Symptome ließen sich durch Vitamin-B_{12}-Ergänzungsgaben beseitigen. Ähnliches könnte bei den Kindern von Müttern auftreten, die sich nur von Früchten ernähren. Auch bei ihnen entsteht ein Vitamin-B_{12}-Mangel womöglich als Folge eines schlechteren allgemeinen Gesundheitszustands, der mit verminderter Resorption und Speicherung des Vitamin B_{12} einhergeht.

In meiner Praxis habe ich über die Jahre viele Frauen kennengelernt, die während Schwangerschaft und Stillzeit einen Vitamin-B_{12}-Mangel aufwiesen. Unter ihnen waren sowohl Vegetarierinnen als auch Fleisch essende Mütter. Ich denke, daß ein mit klinischen Symptomen einhergehender Vitamin-B_{12}-Mangel meist Folge eines schlechten Allgemeinzustands ist. Dieser führt zu einer Beeinträchtigung der Vitamin-B_{12}-Resorption und begünstigt die Vitamin-B_{12}-Ausscheidung. Meist enthält die Ernährung durchaus genug Vitamin B_{12}. Verminderte Vitamin-B_{12}-Serumwerte ohne begleitende Symptome sind meist nicht von Bedeutung. Ein schlechter Allgemeinzustand, der seinerseits zu Vitamin-B_{12}-Mangelsymptomen führt, kann bei makrobiotischer Kost oder reiner Früchteernährung entstehen. Die Einnahme eines oder mehrerer der folgenden Produkte vermag dem in der Schwangerschaft und Stillzeit möglichen Vitamin-B_{12}-Mangel vorzubeugen: drei Eßlöffel Bierhefe oder einer anderen, auf einem Vitamin-B_{12}-haltigen Medium gewachsenen Hefesorte; Meeresalgen; ein Gramm (etwa vier Kapseln oder ein halber Teelöffel) Klamathseealgen. Mit diesen Produkten läßt sich der in der Schwangerschaft erhöhte Vitamin-B_{12}- und Eiweißbedarf mühelos decken. Bei Frauen, die nach der Geburt unter chronischem Vitamin-B_{12}-Mangel leiden, führt eine Vitamin-B_{12}-Injektion meist zu einer sofortigen Besserung. Oral aufgenommene Vitamin-B_{12}-Ergänzungsgaben wirken in der Regel nicht so gut. Da heutzutage bei Vegetariern wie Nichtvegetariern der Gesundheitszustand selten optimal ist, empfiehlt es sich, während Schwangerschaft und Stillzeit die Vitamin-B_{12}-Werte regelmäßig zu überprüfen.

Symptome eines Vitamin-B_{12}-Mangels

Ein Vitamin-B_{12}-Mangel kann sich zunächst durch allgemeine Müdigkeit und Abgeschlagenheit bemerkbar machen. Dies führt möglicherweise zu Anämie mit einhergehender Leistungsschwäche sowie Blutzellenveränderungen. Vitamin B_{12} ist wichtig für die Herstellung der DNS, die Zellfunktion und -replikation steuert. Bei einer Beeinträchtigung der DNS-Synthese werden im Laufe der Zeit alle Zellen des Körpers in Mitleidenschaft gezogen. Als erstes manifestieren sich Schäden an den Nervenzellen. Symptome, die auf Nervendegenerationsprozesse hindeuten, sind Sensibilitätsstörungen in Fingern, Zehen und Wirbelsäule. Es folgen Verlust des Gleichgewichtssinns, Koordinations- und Orientierungsstörungen, Hautschmerzen bereits bei leichten Berührungen sowie verminderte Reflexe.

Außerdem gibt es noch den durch Vitamin-B_{12}-Mangel verursachten psychischen Symptomenkomplex. Als erstes zeigt sich eine erhöhte Reizbarkeit. Es folgen Gedächtnis- und Konzentrationsstörungen, Depressionen sowie subtilere Symptome, die einer verfrühten Altersdemenz gleichen. Es können Persönlichkeitsveränderungen und Halluzinationen auftreten.

Diese neuropsychiatrischen Symptome treten nach Angaben von Dr. Lindenbaum, einem führenden Experten auf diesem Gebiet, bei etwa 30 Prozent der Betroffenen auch ohne damit einhergehende Blutbildveränderungen auf. Mangelsymptome bei Kleinkindern zeigen sich in Form von Lethargie, Appetitverlust, Sprachstörungen sowie einer verlangsamten körperlichen und geistigen Entwicklung.

Der Standardtest auf Vitamin-B_{12}-Mangel ist die Bestimmung des Vitamin-B_{12}-Serumwerts. Hierbei wird die verwertbare, aktive Form des Vitamins getestet. Etwa 40 Prozent des im Blut vorhandenen Vitamin B_{12} ist nicht verwertbar. Der O-Malhamense-Bakterientest (diese Bakterien wachsen nur auf der Vitamin-B_{12}-Form, die vom Menschen verwertbar ist) ist wahrscheinlich am genauesten. Erstrebenswert ist ein Wert von 150–200 Mikrogramm pro Kubikzentimeter Blut. In einer kürzlich veröffentlichten Studie an Studenten, die sich ohne Vitamin-B_{12}-Ergänzungsgaben vegan ernährten, trat nach ein bis zwei Jahren bei den meisten Versuchspersonen ein Rückgang der Vitamin-B_{12}-Serumwerte auf. Die Ergebnisse blieben dann bei knapp über 200 Mikrogramm/Kubikzentimeter konstant.

Als Standardtest zur Diagnose von Vitamin-B_{12}-Mangel wird auf eine mit vergrößerten roten Blutkörperchen einhergehende Anämie getestet. Es gibt eine neue Methode, mit der Homozystin und Methylmalonsäure im Urin bestimmt wird (beide Stoffwechselabbauprodukte sind bei niedrigen Vitamin-B_{12}-Werten erhöht). Bei ansonsten unauffälligen Laborwerten eignet sich dieser Test zur Diagnose von sich anbahnenden neurologischen Veränderungen. Auch bei Kindern und Säuglingen ist dieses Testverfahren sinnvoll.

Da die Bestimmung des Vitamin-B_{12}-Serumwerts und der Stoffwechselprodukte im Urin allein keine Diagnose rechtfertigen, sollte bei Verdacht auf Vitamin-B_{12}-Mangel stets auf klinische Symptome geachtet werden. Einen niedrigen Vitamin-B_{12}-Blutwert kann man als Hinweis deuten, zukünftig mehr Vitamin-B_{12}-haltige Nahrung wie Hefeflocken, Meeresalgen oder Klamathseealgen zu verzehren. Etwa zwei Jahre nach der

Umstellung auf vegetarische Ernährung empfiehlt es sich, den Vitamin-B_{12}-Wert einmal bestimmen zu lassen. Danach genügt es, alle drei bis fünf Jahre Tests durchzuführen. Diese Untersuchungen sind sinnvoll, da manche Menschen Resorptionsstörungen haben. Daher kann auch bei Vegetariern, die gesundheitlich bereits angeschlagen sind und kaum Vitamin B_{12} über die Nahrung aufnehmen, ein Vitamin-B_{12}-Mangel auftreten. Je schlechter der Allgemeinzustand, um so dringlicher empfiehlt sich eine regelmäßige Bestimmung des Vitamin-B_{12}-Werts. Obgleich sich gesunde Veganer keine Sorgen zu machen brauchen, sollte spätestens nach 20 Jahren Vegankost eine Kontrolle der Vitamin-B_{12}-Werte stattfinden. Die dabei festgestellten Werte sind für Ärzte und Ernährungswissenschaftler hoch interessant.

Die Praxis zeigt, daß gesunde Vegetarier (Laktovegetarier und Veganer) sich über Vitamin-B_{12}-Mangel keine Sorgen machen müssen. Es bedarf auch keiner Vitamin-B_{12}-Ergänzungsgaben. Eine Ausnahme bildet die Schwangerschaft. Bei Schwangeren empfiehlt sich die Einnahme von Hefeflocken, Meeresalgen oder Klamathseealgen. Synthetische Vitamin-B_{12}-Präparate oder Fleischkost sind unnötig. Je höher der Rohkostanteil in der Ernährung, um so geringer ist der Bedarf an Ergänzungsgaben. Veganer sollten sich darüber im klaren sein, daß sie meist niedrigere Vitamin-B_{12}-Serumwerte haben als Fleischesser. Allerdings ist dies bei gesunden Veganern kein Grund zur Besorgnis. Ein niedriger Vitamin-B_{12}-Serumwert ist kein Beweis für einen Vitamin-B_{12}-Mangel. Allerdings können Veganer aufgrund ihrer niedrigeren Ausgangswerte leichter in einen Vitamin-B_{12}-Mangel geraten, wenn sie hohem Streß ausgesetzt sind. Dieses abschätzbare Risiko steht jedoch in keinem Verhältnis zu den enormen Gesundheitsrisiken, die der Fleischverzehr mit sich bringt. Vor Herz-Kreislauf-Krankheiten, Krebs, verminderter Ausdauer und dem bei Fleisch essenden Menschen schlechteren Allgemeinzustand bietet die vegetarische Ernährung einen guten Schutz. Der regelmäßige Verzehr Vitamin-B_{12}-haltiger Lebensmittel bietet Vegetariern eine zusätzliche Sicherheit.

Am besten läßt sich einem Vitamin-B_{12}-Mangel vorbeugen, indem wir unseren Körper durch einen gesunden Ernährungs- und Lebensstil pflegen. Bei einer viel Rohkost enthaltenden Ernährungsweise werden die beim Kochen unvermeidlichen Vitamin-B_{12}-Verluste umgangen. Leider konnte ich keine Studien über die Vitamin-B_{12}-Werte von Rohkostvegetariern finden. Die wenigen mir bekannten Rohköstler, die sich seit über 20 Jahren von lebendiger Kost und ohne Vitamin-B_{12}-Ergänzungsgaben ernähren, sind die gesündesten Menschen, denen ich in unserem westlichen Kulturkreis jemals begegnet bin. Die Gesundheit und Vitalität dieser Menschen ist auch im Alter von über 80 Jahren noch erstaunlich gut.

Wenn Sie regelmäßig Alkohol, Kaffee, die Pille, Antibiotika, mehr als 500 mg Vitamin C täglich oder Aspirin einnehmen oder unter chronischen Verdauungs- oder Darmbeschwerden leiden, laufen Sie Gefahr, einen Vitamin-B_{12}-Mangel zu erleiden, insbesondere wenn Sie sich von gekochter vegetarischer Kost ernähren.

Das Kochen zerstört 30–90 Prozent des Vitamin-B_{12}-Gehalts. Essen Sie daher vermehrt Rohkost und Vitamin-B_{12}-haltige Lebensmittel wie Bierhefe, Blütenpollen, Meeresalgen oder Klamathseealgen.

Gesunde Vegetarier mit gesunder Lebensführung brauchen keinen Vitamin-B_{12}-Mangel befürchten, insbesondere wenn sie zu 80 Prozent Rohkost essen.

5

Ist die Angst vor vegetarischer Ernährung begründet?

In diesem Kapitel werde ich anhand von Bevölkerungsstudien und anderen wissenschaftlichen Erkenntnissen aufzeigen, daß die im Westen und in der traditionellen chinesischen Medizin (TCM) bestehenden Vorbehalte gegen vegetarische Ernährung auf Mythen beruhen. Obgleich einige dieser Zweifel sich kurzfristig in vielen Fällen zu bestätigen scheinen, bringt eine vernünftig vorgenommene Umstellung auf vegetarische Kost langfristig nur Vorteile. Sind Sie bereit, sich von der Unbedenklichkeit des Vegetarismus zu überzeugen?

In einigen Kulturen gibt es Bedenken gegenüber der vegetarischen Ernährung. Wir haben uns bereits mit einigen Fragen beschäftigt, die diesbezüglich im Westen häufig auftauchen. Im folgenden werden wir Aspekte der traditionellen chinesischen Medizin (TCM) erörtern, die in der westlichen Welt zunehmend an Popularität gewinnt. Die TCM ist ein seit Jahrtausenden bewährtes medizinisches System, welches einzigartige Konzepte über Gesundheit und Krankheit beinhaltet. Die wichtigsten Therapiemethoden sind Akupunktur, Kräuterheilkunde und Ernährung. Hauptsächlich findet die TCM im Ursprungsland Anwendung, allerdings gibt es auch in Japan und Korea Varianten dieses Systems, das in den vergangenen Jahren auch im Westen Anwendung fand. In der TCM findet man häufig die Auffassung, eine vegetarische Ernährung, insbesondere die Rohkost, würde zu einem „Milz-Yang-Mangel" führen. Dieser Zustand ist charakterisiert durch Anämie, Ausdauermangel, verminderte Verdauungskraft, vermehrte Schleimproduktion, Ödeme und Wasserspeicherung im Körper, Kälte, ein geschwächtes Immunsystem, Blässe, Störungen des Monatszyklus und einen schlechten Allgemeinzustand. Diese Vorstellungen wollen wir nun überprüfen.

Nicht alle Vertreter der TCM halten diese angeblich durch vegetarische Kost verursachten Symptome für unausweichlich. Zum Beispiel kann sich der Engländer Dr. Jack Worsley, einer der weltweit führenden Experten in klassischer Akupunktur, dieser negativen Haltung gegenüber dem Vegetarismus nicht anschließen. Im allgemeinen erkennen viele im Westen ausgebildete Akupunkteure die Vorzüge der vegetarischen Ernährung an. Ebenso wie viele westliche Ayurveda-Ärzte die traditionellen indischen Vorstellungen über Vatas und Rohkost nicht teilen, stellen diese westlichen Akupunkteure die Glaubenssätze der chinesischen Kultur über den Vegetarismus in Frage. Mit einigen Ausnahmen wie den vegetarisch lebenden Shaolin-Mönchen verbindet die chinesische Kultur den Fleischverzehr mit einem höheren sozialen Status. An dieser seit unzähligen Generationen bestehenden Tradition hat sich bis zum heutigen Tag nichts geändert. Vegetarische Ernährung wird in China mit Armut und niedriger sozialer Stellung gleichgesetzt. Diese Vorurteile prägen auch die chinesische Medizin und die ärztlichen Ernährungsratschläge. Die moderne Wissenschaft liefert jedoch eine Fülle von Beweisen, daß es sich bei diesen Vorstellungen um Mythen handelt.

Allerdings ist es wichtig zu betonen, daß die chinesische Bevölkerung trotz ihrer Vorbehalte gegenüber dem Vegetarismus kaum Fleisch ißt. Die als Gemeinschaftsprojekt mehrerer Universitäten durchgeführte Cornell-China-Oxford-Studie über den Gesundheitszustand der Chinesen kam zu dem Ergebnis, daß von dem in China konsumierten Eiweiß nur 7 Prozent aus tierischer Nahrung stammen. Demgegenüber sind 70 Prozent des in den USA verzehrten Eiweißes tierischer Herkunft. In der chinesischen Ernährungslehre gilt es als unausgewogen, ein Stück Fleisch als Hauptbestandteil einer Mahlzeit anzusehen. Fleisch wird in China nur als Beilage betrachtet. Eine typische chinesische Fleischration besteht aus 70–100 g täglich. Dies ist nur ein Bruchteil dessen, was ein leidenschaftlicher amerikanischer Fleischesser vertilgt. Die an der Studie beteiligten Wissenschaftler sind der Meinung, daß die chinesische Ernährungsweise aufgrund der erheblich geringeren Fleischmengen gesünder ist als die in Nordamerika und Westeuropa übliche Kost. Das traditionelle chinesische Eßverhalten ähnelt eher einer westlichen vegetarischen Kost als der bei uns üblichen fleischbetonten Ernährungsweise.

Wie bei vielen Vorurteilen haben sich Halbwahrheiten bei der Warnung vor vegetarischer Ernährung etablieren können. Es gibt immer Individuen, die aufgrund gesundheitlicher Probleme oder psychophysiologischer Besonderheiten durch eine bestimmte Ernährungsweise aus dem Gleichgewicht geraten. Dies trifft auf alle Kostformen zu, egal ob sie Fleisch enthalten oder nicht. Auch bei der Zusammenstellung vegetarischer Kost kann man große Fehler machen, denn es gibt viele ungesunde fleischlose Produkte. In Ausnahmefällen kann es bei Vegetariern tatsächlich zu Yang-Mangel kommen. Mitunter läßt sich ein solches Defizit durch Fleischkost leichter beheben. Allerdings sollte man sich davor hüten, eine kurzfristige Symptombeseitigung als Beweis für einen langfristig höheren gesundheitlichen Wert der Fleischnahrung anzusehen.

Ein weiterer Bereich, der den Mythos von den Gefahren vegetarischer Kost nährt, ist die Umstellungsphase. Während sich der Körper auf vegetarische Ernährung oder Rohkost einstellt, ist oft eine erhöhte Kälteempfindlichkeit zu beobachten. Allerdings ist diese Phase bei einem vernünftigen Wechsel bald vorüber. Auch während einer Fastenkur tritt aufgrund der körperlichen Entgiftungsprozesse häufig Kälte und Schwäche auf. Ließe man sich in dieser Entgiftungsphase von einem TCM-Arzt untersuchen, würde dieser möglicherweise einen Yang-Mangel diagnostizieren und zu Fleischverzehr raten. In Wirklichkeit findet jedoch gerade eine Heilung und Stärkung der Vitalkraft statt, so daß am Ende der Fastenkur eine Gesundheitsverbesserung eintritt. Die Betrachtung der Gesamtsituation führt demnach zu einem völlig anderen Bild als die Überbewertung vorübergehend auftretender Symptome. Ich denke, daß dieses Mißverständnis der in der Umstellung auf vegetarische Ernährung auftretenden Phänomene zur Zementierung eines Glaubenssystems geführt hat.

In der Umstellungsphase treten oft Entgiftungsreaktionen auf. Diese physiologischen Vorgänge sollte man jedoch nicht durch Fleischverzehr unterbinden, da es sich eher um Heilreaktionen denn um Krankheitszeichen handelt. Vielmehr empfiehlt sich der Verzehr qualitativ hochwertiger vegetarischer Lebensmittel, Kräuter und Enzyme, welche das Erreichen eines höheren Gesundheitsniveaus ermöglichen. Durch Rückkehr zu Fleischnahrung mag zwar der bisherige gesundheitliche Status quo wiederhergestellt werden, das Erreichen eines verbesserten allgemeinen Gesundheitszustands erfordert jedoch etwas Geduld.

Epidemiologische Studien zeigen, daß Fleischkost langfristig den Alterungsprozeß beschleunigt und die Vitalität verringert. Mit Fleischverzehr kann man sich tatsächlich besser „erden" (und zwar dauerhaft – zwei Meter unter der Erde, da Fleischverzehr die Lebenserwartung verringert). Wenn wir uns die Kostgewohnheiten der langlebigsten Völker der Erde ansehen, kommen wir nicht umhin, den gesundheitlichen Wert der vegetarischen Ernährung anzuerkennen. Die meisten über hundert Jahre Alten ernähren sich entweder vollständig vegetarisch oder essen nur einmal im Monat Fleisch. Nur 5 von 154 untersuchten Bulgaren im Alter von über 100 Jahren waren keine Vegetarier. In einem vorangegangenen Kapitel erwähnte ich die wissenschaftlichen Studien, welche bei Vegetariern eine gegenüber Fleischessern zwei- bis dreimal bessere Ausdauer und eine doppelt so schnelle Erholungszeit nach Belastungen feststellten.

Vegetarier erkranken prozentual seltener an Krebs und anderen chronischen Krankheiten als Nichtvegetarier. Des weiteren haben Vegetarier den Ergebnissen zahlreicher Studien zufolge einen besseren allgemeinen Gesundheitszustand sowie mehr Vitalität und Ausdauer als die Fleisch essende Bevölkerung. Daraus kann man folgern, daß auch ihr Immunsystem stärker ist. Zudem entfällt bei Rohkostvegetariern die chronische Überbeanspruchung des Immunsystems durch gekochte Nahrung. Obgleich mir diesbezüglich keine Studien bekannt sind, gehe ich davon aus, daß das Immunsystem bei Rohkostvegetariern stärker ist als bei Fleischessern. In meiner ärztlichen Praxis stelle ich bei den meisten Rohköstlern eine verminderte Krankheitsanfälligkeit fest. Diese Stärkung des Immunsystems durch vegetarische Rohkost steht im Widerspruch zu der in der traditionellen chinesischen Medizin gemachten Behauptung, daß eine solche Kost zu Milz-Yang-Mangel führen müsse.

Nicht nur die Chinesen haben ihre kulturell bedingten Vorstellungen. Würden wir der Propaganda der Fleischindustrie Glauben schenken, müßten wir ein saftiges Steak als die beste Eisenquelle in der Ernährung ansehen. Heutzutage wird vielerorts mit der Behauptung Panik verbreitet, alle Vegetarier würden nach einiger Zeit an Anämie leiden. Interessenunabhängige wissenschaftliche Erkenntnisse entlarven diese Aussage jedoch als Irrglaube, welcher von der auf Fleisch fixierten westlichen Schulmedizin wie von der traditionellen chinesischen Medizin lebendig gehalten wird. Eine der beeindruckendsten Beobachtungen, welche diesen Mythos widerlegen, wurde während des Zweiten Weltkriegs in Großbritannien gemacht, als es zu Engpässen in der Fleischversorgung kam. Ein Großteil des Fleisches wurde an die kämpfenden Soldaten verteilt, während die Zivilbevölkerung ihren Fleischkonsum stark reduzieren mußte. Als die Zivilbevölkerung weniger Fleisch aß, kam es zu einem deutlichen Rückgang der Anämiehäufigkeit.

Warum leiden Vegetarier seltener unter Blutarmut? Unter anderem führe ich dies auf den erhöhten Verzehr an Blattgemüse zurück. Viele Blattgemüsesorten enthalten mehr Eisen als Fleischprodukte. So enthält beispielsweise Spinat, die Kraftnahrung der Komikfigur Popeye, mehr als doppelt soviel Eisen wie Rindfleisch. Auch Erdbeeren, Kohl, Paprikaschoten und sogar Gurken enthalten pro Gewichtseinheit mehr Eisen als Rindfleisch. Zudem verbessert das in Obst und Gemüse reichlich vorhandene Vitamin C die Verwertbarkeit des Eisens im Körper.

Im *American Journal of Clinical Nutrition* erschien 1984 eine bemerkenswerte Studie der Wissenschaftler Hallberg und Rossander, die nachweisen konnten, daß von dem in vegetarischer Kost enthaltenen Eisen viermal mehr resorbiert wird als von dem in Fleischnahrung vorkommenden Eisen. Voraussetzung hierfür ist die gleichzeitige Aufnahme von 65 mg Vitamin C aus Obst und Gemüse. Diese Menge Vitamin C ist etwa in einer halben Paprikaschote enthalten. Gemüse wie Spinat oder Brokkoli sind reich an Vitamin C und Eisen. Auch Bohnen und Erbsen haben einen hohen Eisengehalt. Das Kochen in Eisentöpfen ist eine weitere indirekte Eisenquelle. Nach Angaben des Autors White läßt sich der Eisengehalt der Nahrung durch das Kochen in Eisentöpfen um 100–400 Prozent erhöhen. Wissenschaftliche Untersuchungen, die in renommierten Fachzeitschriften wie dem *Journal of Human Nutrition*, dem *American Journal of Clinical Nutrition* sowie dem

Journal of the American Dietetic Association erschienen sind, belegen, daß die Eisenverwertung von Vegetariern mindestens genausogut oder sogar besser ist als jene von Fleischessern. Anderson, Gibson und Sabry berichten im *American Journal of Clinical Nutrition*, daß die Hämoglobin- und Eisenwerte bei vegetarisch lebenden Frauen mit regelmäßigen Monatsblutungen im Durchschnitt höher liegen als die Werte gleichaltriger Fleisch essender Frauen. Auch der Eisengehalt ihrer vegetarischen Ernährung ist höher als der in der üblichen Fleischkost enthaltene Anteil.

Nach Angaben von Dr. Rudolf Ballentine führen die in vegetarischer Kost enthaltenen Oxalate und Faserstoffe zu keiner Beeinträchtigung der Eisenresorption. Das gleiche gilt für Phytate. Dies ist bedeutsam, da oft eine Eisenresorptionsbehinderung durch Faserstoffe und Oxalate angenommen wird. Dr. Ballentine weist auf die Theorie vieler Wissenschaftler hin, der zufolge Vegetarier im Laufe der Jahre eine hohe Effizienz entwickeln, Eisen aus Gemüse zu resorbieren. Die dabei auftretenden Resorptionsvorgänge könnten sich von der Eisenresorption bei Fleischessern unterscheiden.

Es gibt zwei Produkte, welche die Eisenresorption stark beeinträchtigen: Milchprodukte im Übermaß sowie während der Mahlzeiten eingenommener schwarzer Tee. Wenn sich Menschen auf vegetarische Kost umstellen, erhöhen sie häufig den Verzehr von Milchprodukten. Dies geschieht aufgrund der ebenso weit verbreiteten wie unbegründeten Angst vor Eiweißmangel bei Verzicht auf tierische Kost. Bedauerlicherweise enthalten Milchprodukte fast kein Eisen. Zudem enthalten sie Inhibitoren, welche die Eisenresorption beeinträchtigen. Der Forscher Narins weist darauf hin, daß gestillte Säuglinge eine höhere Eisenresorptionsrate haben als mit Kuhmilchpräparaten ernährte Babys. Auch mit Eisen angereicherte Ersatznahrung vermag dies nicht zu kompensieren. Dies ist bedeutungsvoll, da insbesondere bei Schwangeren und Neugeborenen ein erhöhtes Eisenmangelrisiko besteht. Der Fötus benötigt Eisen für seine normale Entwicklung. Säuglinge bedürfen speziell für ihre geistige Entwicklung einer adäquaten Eisenzufuhr.

Der reichhaltige Verzehr von Milchprodukten wie Milch, Käse, Joghurt, Butter und Eis begünstigt den Eisenmangel. Ein exzessiver Milchproduktkonsum stört nicht nur die Eisenaufnahme, sondern führt aufgrund des hohen Sättigungsgrades meist auch zu einem verminderten Verzehr von eisenhaltigen Lebensmitteln wie Obst, Gemüse und Getreide. Daher können Neuvegetarier, die ihren Fleischverzicht durch erhöhten Milchproduktverzehr auszugleichen versuchen, durchaus einen Eisenmangel aufweisen. Unterschwellig sehnen sie sich dann nach der ihnen bekannten Eisenquelle, dem Fleisch, zurück. Da Fleisch viel Eisen enthält, fühlen sie sich besser, wenn sie es wieder verzehren. Um bei der Umstellung auf Vegetarismus einem Eisenmangel vorzubeugen, sollten nur wenig Milchprodukte und statt dessen vermehrt Obst, Gemüse und Getreide genossen werden.

Das im schwarzen Tee enthaltene Tannin vermag ebenfalls die Eisenresorption zu blockieren. Wenn Sie auf schwarzen Tee nicht verzichten wollen, trinken Sie ihn mindestens eine Stunde vor den Mahlzeiten. Tannin ist auch in der äußeren Schicht von Mandeln enthalten. Bei erhöhtem Mandelverzehr sollte daher stets die äußere Schicht entfernt werden.

Noch ein Hinweis bei bereits bestehendem Eisenmangel. Die beste Möglichkeit, dem Körper Eisen zuzuführen, besteht in dem Verzehr eisenhaltiger Gemüse wie Spinat oder Brokkoli. Eisenergänzungsgaben sind bei kurzfristiger Einnahme unbedenklich, wenn auch in den meisten Fällen nicht empfehlenswert. Das *American Journal of Clinical Nutrition* berichtete jedoch 1986, daß eine langfristige Einnahme von Eisenzusatzpräparaten zu einer Verschlechterung der Kupfer-, Zink- und Selenresorption führen kann.

Macht vegetarische Ernährung „kalt"?

Vertreter der TCM beschreiben „innere Kälte" und „Feuchtigkeit" als Symptome eines Yang-Mangels, der durch vegetarische

Kost auftreten soll. Im indischen Ayurveda tendieren Menschen mit Kapha-Konstitution zu Störungen des Wasserhaushalts und innerer Kälte. Des weiteren tritt bei kalter, feuchter Witterung eine erhöhte Schleimbildung auf, welche ihrerseits die Kälteempfindlichkeit steigern kann. In meiner klinischen Erfahrung hat sich gezeigt, daß bei Kaphas, die sich von vegetarischer Rohkost ernähren, diese übermäßige Schleimbildung nicht entsteht. Meine Beobachtungen bestätigen Arnold Ehrets Empfehlungen zur „schleimfreien Heilkost". Ehret stellte eine Verringerung der Schleimproduktion fest, als er, gemeinsam mit Tausenden seiner Anhänger, schleimfördernde Nahrungsmittel wie Fleisch, Milchprodukte und gekochtes Getreide aus seiner Ernährung verbannte. Aus eigener Erfahrung kann ich bestätigen, daß vegetarische Rohkost sich am besten eignet, um die Schleimproduktion im Körper zu verringern. Die praktische Erfahrung steht damit im Widerspruch zu den in der traditionellen chinesischen Medizin beliebten Theorien.

Andererseits ist es durchaus möglich, bei vegetarischer Kost, insbesondere bei Rohkost, zu viel Wasser im Körper zu speichern. Bei vermehrtem Obst- und Gemüseverzehr muß die Flüssigkeitsaufnahme angepaßt werden. Früchte und Gemüse sind wasserreicher als Fleischnahrung oder Getreide. Obst enthält zu etwa 80 Prozent hochstrukturiertes Wasser. Es ist das biologisch aktivste und hochwertigste Wasser, das wir uns zuführen können. Je mehr Obst und Gemüse wir essen, um so weniger Wasser und sonstige Flüssigkeiten müssen wir trinken. Der Flüssigkeitshaushalt wird somit auf einem optimalen Niveau gehalten. Besonders für Kaphas ist es wichtig, bei einer Steigerung des Obst- und Gemüseverzehrs auf eine Reduzierung der übrigen Flüssigkeitsaufnahme zu achten. Trinken Kaphas zu viel, resultiert daraus eine Flüssigkeitsspeicherung und die im TCM beschriebene „Feuchtigkeit" im Körper. Die meisten Menschen nehmen allerdings zu wenig Flüssigkeit zu sich. Ein erhöhter Obst- und Gemüseverzehr ergänzt somit die zu geringe Flüssigkeitszufuhr. Das dynamische Zusammenspiel zwischen Flüssigkeitsaufnahme, Obst- und Gemüseverzehr sowie der eigenen

Konstitution muß stets berücksichtigt werden, um weder zu viel noch zu wenig Wasser im Körper zu haben.

Kälteempfindlichkeit

Unmittelbar nach Umstellung auf vegetarische Kost tritt häufig eine erhöhte Kälteempfindlichkeit auf. Wenn man also nur die Anfangsphase berücksichtigt, scheint sich die TCM-Behauptung des durch Fleischverzicht bedingten Milz-Yang-Mangels zu bestätigen. Nach einem Jahr, mitunter bereits nach wenigen Monaten, fühlt man sich jedoch bei vegetarischer Ernährung wärmer als bei Fleischkost. Der Körper wird gesünder, was zu durchlässigeren Arterien, einer verbesserten Kreislauffunktion und einer allgemeinen Vitalitätssteigerung führt. In der Umstellungsphase, die mit erhöhter Kälteempfindlichkeit einhergehen kann, empfehlen sich wärmere Kleidung, vermehrte körperliche Betätigung sowie erwärmende Kräuter und Lebensmittel. Seit ich mich vegetarisch ernähre, bin ich weniger kälteempfindlich als früher, als ich noch Fleisch aß.

Interessant ist eine im kalten Anchorage (US-Bundesstaat Alaska) unter Rohköstlern durchgeführte Befragung. Im herrlichen Enzyme-Express-Rohkost-Restaurant wurden auf meine Anregung hin die Kunden gefragt, ob ihnen rohe Nahrung angesichts des kalten Klimas in Alaska ausreiche. Alle der an dieser Umfrage beteiligten Vegetarier gaben an, keine Probleme mit der Kälte zu haben. Zwei Drittel der befragten Vegetarier essen 50 Prozent oder mehr Rohkost. Etwa ein Drittel gab an, sich zu 75 Prozent von Rohkost zu ernähren. Alle berichteten von Gesundheits- und Vitalitätssteigerungen, die sie trotz des kalten Klimas in Alaska mit der vegetarischen Kost erzielen konnten. Dies bestätigt die in *Ernährung für ein neues Jahrtausend* von John Robbins gemachte Aussage, daß „mehr als 95 Prozent der ehemaligen Fleischesser sich nach einer Umstellung auf vegetarische Ernährung gesünder fühlen und mehr Energie haben“. Etwa die Hälfte der in Alaska befragten Vegetarier nimmt wärmende Kräuter, und ein Drittel treibt vermehrt Sport, um während des Winters warm zu bleiben. Die meisten waren seit vielen Jahren Vegetarier, während 10 Prozent sich erst in den letzten sechs Monaten umgestellt hatten.

In der Umstellungsphase auf vegetarische Ernährung und Rohkost empfiehlt sich die Einnahme wärmender Kräuter wie Ginseng, Cayennepfeffer, Ingwer, Curry und schwarzer Pfeffer. Die oft beobachtete erhöhte Kälteempfindlichkeit bei Neuvegetariern kann dadurch vermieden werden. Ich selbst nahm etwa ein Jahr lang Ginseng, hörte jedoch damit auf, weil es bei mir zur Überwärmung führte. Dies war ein eindeutiges Zeichen, daß mein Körper die vegetarische Ernährung adaptiert hatte.

Anstrengende körperliche Aktivität ist eine weitere Möglichkeit, den Körper zu erwärmen. Täglicher Sport erhöht die Yang-Energie und scheidet überschüssige Flüssigkeitsspeicher aus. Auch im Ayurveda wird insbesondere dem Kapha-Typ empfohlen, regelmäßig Sport zu treiben. Durch den intelligenten Einsatz von wärmenden Kräutern und Lebensmitteln sowie körperlicher Betätigung läßt sich der anfänglichen Kälteempfindlichkeit nach Umstellung auf vegetarische Ernährung auch bei Vata- und Kapha-Konstitutionen entgegenwirken. Die beste Zeit für sportliche Aktivität und den Einsatz erwärmender Kräuter ist bei Kaphas zwischen 6 und 10 Uhr morgens sowie zwischen 18 und 22 Uhr abends. In dieser Zeit geraten Kaphas am ehesten aus dem Gleichgewicht, was sich durch übermäßige Schleimproduktion und Kälteempfindlichkeit bemerkbar macht. Beim Vata-Typ empfehlen sich diese Maßnahmen zwischen 2 und 6 Uhr morgens sowie zwischen 14 und 18 Uhr abends.

Eine Ernährungsumstellung kann zu Entgiftungsreaktionen führen

Eine vegetarische Ernährung, insbesondere die Rohkost, dient der körperlichen Entgiftung. Eine zu kurze Umstellungszeit von

Fleischnahrung auf vegetarische Kost kann zu Entgiftungsreaktionen und Heilungskrisen führen. Für Gegner des Vegetarismus sind diese während der Umstellung möglichen Entgiftungserscheinungen ein gefundenes Fressen. Sie argumentieren, daß diese Symptome der Beweis für die Untauglichkeit der vegetarischen Ernährungsweise seien. Allerdings ist dies eine merkwürdige Behauptung, da vorübergehende Schwäche oder Übelkeit ein Indiz sind, daß die neue Ernährung den Körper heilt. Wird die Umstellung behutsam vollzogen, lassen sich solche Erscheinungen vermeiden. Wenn unangenehme Entgiftungserscheinungen auftreten, kann man die Umstellungsphase verlängern und somit heftige Heilungskrisen umgehen. Meist dauert eine Entgiftungsphase, wenn sie überhaupt auftritt, nur einige Tage bis Wochen.

Haben Vegetarierinnen keine Menses mehr?

Die Auffassung, bei vegetarisch lebenden Frauen würde die Menses aufhören, stellt einen weiteren Mythos dar. Die Menstruationsperiode bleibt aus, wenn ein kritisches Minimum an Körperfettanteil unterschritten wird. Dies erklärt sich durch die Tatsache, daß im Fett ein Teil des Östrogens gespeichert ist. Dieser Mechanismus hat mit der Ernährung nichts zu tun. Das Ausbleiben der Menstruation wurde sowohl bei sich vegetarisch ernährenden wie bei Fleisch essenden Sportlerinnen beobachtet. Eine vegetarische Ernährung enthält meist weniger Fett als die in der amerikanischen Durchschnittskost üblichen 40 Prozent. Allerdings stellt dieser geringere Fettanteil einen gesundheitlichen Vorteil dar. Bei den meisten Frauen, die sich auf Vegetarismus umstellen, werden die Blutungen etwas schwächer und die Menses regelmäßiger.

Eine Ausnahme sind Frauen, die nur Früchte essen. Nachdem sie sich acht bis zwölf Monate ausschließlich von Obst ernähren, hört bei vielen Frauen die Periode gänzlich auf. Ich selbst habe viele Frauen beraten, wie sie sich von den Folgen einer solchen

Extremdiät erholen können. Sobald sie zu einer ausgewogenen vegetarischen Kost zurückkehrten und einen bestimmten Körperfettanteil wieder erreichten, setzte auch die Menstruation erneut ein. Mit wenigen Ausnahmen sind die Menschen noch nicht bereit für eine reine Früchteernährung. Ich empfehle sie nur, wenn ein Mensch körperlich und spirituell darauf vorbereitet ist und sich bereits seit Jahren von Rohkost ernährt. Auf keinen Fall eignet sich reine Früchtekost während Schwangerschaft und Stillzeit.

Aufgrund der höheren SOEF-Energie der vegetarischen Ernährung, insbesondere der Rohkost, empfinden manche Menschen, die sich zuvor fast ausschließlich von Fleisch und Gekochtem ernährt haben, diese Kost als zu kraftvoll. Auch die Umstellung von gekochten vegetarischen Speisen auf Rohkost ist nicht immer leicht. Zum Beispiel bekommen Inder, wenn sie die USA besuchen und statt ihrer üblichen gekochten Nahrung rohe Salate essen, häufig Verdauungsprobleme. Dies bedeutet nicht, daß Rohkost die Verdauung schwächt. Vielmehr hatte der Körper noch nicht ausreichend Zeit, um die Kraft zu entwickeln, die energiereichere Nahrung verarbeiten zu können. Dazu bedarf es einiger Monate, manchmal bis zu einem Jahr. Daher sollte man die Umstellung genau planen. In der Übergangszeit ist es besonders sinnvoll, gründlich zu kauen sowie Ingwer, Cayennepfeffer und eventuell lebendige Pflanzenenzyme einzunehmen. Wenn sich der Verdauungsvorgang durch Basenüberschuß verlangsamt, kann man den pH-Wert durch den vermehrten Verzehr säurebildender Produkte wieder ins Gleichgewicht bringen. Mit Geduld und dem nötigen Wissen wird der Wechsel zur energiereicheren rohkostbetonten Ernährung ein voller Erfolg.

Wissenschaftliche Studien und meine eigene klinische Erfahrung zeigen, daß sich Vegetarier keine Sorgen um Eisenmangel oder Milz-Yang-Mangel machen müssen. Dies gilt besonders, wenn die Ernährung die individuelle psychophysiologische Konstitution berücksichtigt und vorwiegend aus biologisch angebautem, vollwertigem Obst, Gemüse, Getreide, Nüssen, Bohnen, Samen und Hülsenfrüchten besteht. Eine vegetarische

Ernährung, die hauptsächlich aus stark verarbeiteten, unnatürlichen Produkten, Fast food, Süßigkeiten, Kaffee, schwarzem Tee und Milchprodukten besteht, führt zu allen möglichen gesundheitlichen Problemen. Insbesondere, wenn auch noch alles gekocht verzehrt wird. Eine rohe, lebendige Kost verbessert demgegenüber die Vitamin-, Mineralstoff- und Eiweißresorption.

Ich hoffe, überzeugend dargelegt zu haben, daß eine ausgewogene vegetarische Ernährung nicht zu Anämie, Leistungsschwäche, Vitalitätsmangel, Gesundheitsschäden, Verdauungsproblemen, innerer „Feuchtigkeit", Immunschwäche, Menstruationsstörungen oder übermäßiger Kälteempfindlichkeit führt.

6

Der Judaismus und die Lehren des Alten Testaments über den Vegetarismus

In diesem Kapitel gehe ich darauf ein, daß im Alten Testament eindeutig eine vegetarische Ernährungsweise empfohlen wird. Ich werde Zitate von Bibelexperten und Rabbis anführen, die der Auffassung sind, das Fleischessen sei ein vorübergehendes Zugeständnis an jene Menschen, die für eine vegetarische Ernährung noch nicht bereit waren. Es gibt im Alten Testament keine Empfehlung des Fleischverzehrs. Wir werden uns mit fünf ethischen Prinzipien beschäftigen, die von der vegetarischen Ernährung eingehalten werden. Vier der Oberrabbiner der jüdischen Nation waren Vegetarier. Außerhalb Indiens besitzt Israel den höchsten Vegetarieranteil in der Bevölkerung. Sind Sie bereit, Ihre religiösen und kulturellen Vorurteile über den Vegetarismus einmal in Frage zu stellen?

Die erste Lehre über den Vegetarismus im Alten Testament ist gleichzeitig auch das erste Ernährungsprinzip des Judaismus:

> *„Sehet da, ich habe euch gegeben allerlei Kraut, das sich besamt, auf der ganzen Erde und allerlei fruchtbare Bäume, die sich besamen, zu eurer Speise."* Genesis 1,29

Es fällt nicht schwer, aus dieser Aussage abzuleiten, daß Gott für die Menschen eine vegetarische Ernährung vorgesehen hat. Im Talmud, den von Weisen verfaßten Kommentaren zu den jüdischen Gesetzen, wird der Vegetarismus ebenfalls als spirituelle Ernährungsweise angesehen. In Genesis 1,31 heißt es, Gott betrachtete alles, was er erschaffen hatte, und „Siehe da, es war sehr gut". Der Vegetarismus ist demnach ein Bestandteil von Gottes Plan, wie er im Alten Testament beschrieben wird. Es gibt noch weitere Verse aus dem 1. Buch Mose, welche die Idee der vegetarischen Ernährung unterstützen.

> *„Und Gott der Herr gebot dem Menschen und sprach: Du sollst essen von allerlei Bäumen im Garten ..."* Genesis 2,16

> *„... und (du) sollst das Kraut auf dem Felde essen."*
> Genesis 3,18

In 2. Buch Mose 20,13 heißt es: „Du sollst nicht töten." Dieses sechste Gebot entspringt dem Mitgefühl und der Liebe für die gesamte Schöpfung. Im hebräischen Original heißt es „lo tirtzach". Dieses Wort bezieht sich auf jede Art Tötung, nicht nur auf das Töten von Menschen. Das Befolgen dieses Gebots erhält die

Ordnung in der Natur. Es ist der Ausdruck von Liebe und Mitgefühl für Gottes Schöpfung. Dieses Gebot unterstützt eindeutig den Vegetarismus als grundlegendes Prinzip der Ernährung. Die vegetarische Ernährung ermöglicht ein spirituelles Leben im Einklang mit der gesamten Schöpfung. Auf dieser Grundlage läßt sich auch die Aussage in Genesis 9,3 verstehen: das erste Zugeständnis an die Gier der Menschen nach Fleisch.

> *„Alles, was sich regt und lebt, das sei eure Speise; wie das grüne Kraut habe ich's euch alles gegeben."*

Der angesehene jüdische Schriftgelehrte und spirituelle Lehrer Rav Abraham Isaac Hacohen Kook war der erste Oberrabbiner im vorläufigen Israel. Kook, der in der ersten Hälfte des 20. Jahrhunderts lebte, vertrat die Auffassung, daß die im Alten Testament vorkommende Erlaubnis, Fleisch zu essen, nur als vorübergehendes Zugeständnis gedacht war. Er war der Überzeugung, daß Gott unmöglich einen perfekten, harmonischen Plan für die Menschheit und die Erde entworfen haben könnte, um diesen einige tausend Jahre später als unvollkommen anzusehen. Rabbi Kook meinte, Genesis 9,3 sei als zeitweiliges Zugeständnis gedacht, da die Menschen zu jener Zeit auf einer niedrigen spirituellen Stufe standen. Bedingt durch diese Unwissenheit mußten sie sich gegenüber den Tieren überlegen fühlen, um zunächst einmal die zwischenmenschlichen Beziehungen zu entwickeln. Kook schrieb, die Gier nach Fleisch war damals so stark, daß ein Verbot womöglich den Rückfall in den Kannibalismus zur Folge gehabt hätte. Die Erlaubnis, Fleisch zu essen, diente der Kontrolle der blutrünstigen Massen. Kook interpretiert die Erlaubnis zum Fleischessen als Notmaßnahme, die nur so lange zweckmäßig sei, bis ein friedfertigeres Zeitalter allen Menschen eine vegetarische Ernährung ermöglicht.

Die Erlaubnis, Fleisch zu essen, bedeutete gleichzeitig das Ende der Harmonie zwischen Mensch und Tier. Die Menschheit veränderte dadurch ihre Beziehung zum Ökosystem der Erde.

Speisegesetze wurden erlassen, um das Fleischessen akzeptabel, wenn auch umständlicher, zu machen. Der angesehene Schriftgelehrte Rambam sagte hierzu:

> *„Sei heilig, indem du dich selbst von jenen Dingen fernhältst, die dir gestattet sind. Diejenigen, die ständig Wein trinken und Fleisch essen, sind Schurken, die mit Genehmigung des Alten Testaments sündigen."*

Der Widerwillen gegenüber der Erlaubnis zum Fleischessen kommt in dem Verbot des Blutverzehrs zum Ausdruck.

> *„Allein esset das Fleisch nicht, das noch lebt in seinem Blut."*
>
> Genesis 9,4

Gemäß den jüdischen Geboten muß vor dem Verzehr das Blut aus dem Fleisch entfernt werden. Diese Praxis dient zur Erinnerung an die menschliche Schwäche, die der Fleischverzehr darstellt. Trotz der Erlaubnis zum Fleischessen gebietet das Alte Testament eine respektvolle Haltung gegenüber dem Leben eines Tieres. Außerdem ist das Gesetz in der Praxis nicht erfüllbar.

Es ist physiologisch unmöglich, das Blut aus dem Fleisch eines Tieres vollständig zu entfernen. Während Venen und Arterien relativ leicht ausbluten, ist dies bei den Kapillargefäßen unmöglich. Aus wissenschaftlicher Sicht kann man nur als Vegetarier die koscheren Anweisungen erfüllen.

Unmittelbar nach dem Zugeständnis an die menschliche Gier nach Fleisch wird in der Bibel von einem drastischen Rückgang der Lebensspanne berichtet. Die Menschheit mußte für den Fleischkonsum einen hohen Preis bezahlen. Eine Generation nach der in Genesis 9,3 gemachten Aussage sank die Lebenserwartung von 900 auf 300 Jahre, wenig später sogar bis auf 70 Jahre. Auch die moderne Wissenschaft hat bewiesen, daß eine fleischbetonte Ernährung der Gesundheit schadet und die Lebensdauer verkürzt.

Im 2. Buch Mose versuchte Gott anscheinend, die Juden zum Vegetarismus zurückzuführen, indem er ihnen in der Wüste nur Manna gab. Wiederum rebellierten die gierigen Menschen gegen diese Ernährung. Sie forderten Fleischnahrung. Obgleich Moses darüber erzürnte, erfüllte Gott ihnen diesen Wunsch, indem er Wachteln vom Himmel fallen ließ. Doch ihr Ungehorsam machte Gott zornig, und er strafte sie mit einer Plage.

Das Zugeständnis an das Verlangen nach Fleisch läßt sich kaum als Befürwortung einer solchen Kost deuten. Vielmehr liegt die Interpretation nahe, Gott möchte den Menschen die vegetarische Ernährung nahebringen. Gesundheitseinbußen und die Verkürzung der Lebensspanne wären demnach die Folgen des Fleischverzehrs.

Im Alten Testament wird vegetarische Nahrung als Belohnung bezeichnet. Die göttliche Fülle wird mit Früchten, Gemüse und anderer vegetarischer Nahrung beschrieben. Es werden Gebete für den Verzehr von vegetarischer Kost erwähnt, nicht jedoch für das Fleischessen.

Des weiteren geht es im Alten Testament um Tieropfer. Die Essener waren zur damaligen Zeit die am wenigsten bekannte der drei Gruppen des Judaismus. Sie vertraten die Meinung, Tieropfer seien nicht Bestandteil der Originaltexte. Die von vegetarischer Rohkost lebenden Essener waren gegen das Töten von Tieren. Manche Gelehrte, wie der jüdischer Arzt und Rabbi Moses Maimonides, sahen Tieropfer ebenfalls als Zugeständnis. Als das Alte Testament verfaßt wurde, waren solche Opfer in allen Nationen üblich. Maimonides meint, das Alte Testament diente in erster Linie der Abschaffung des Götzendienstes und der Festigung des Glaubens an einen Gott. Seiner Meinung nach hätte die gleichzeitige Abschaffung von Opfergaben eine zu große Umstellung für die damaligen Menschen bedeutet. Allerdings gibt es in den Zehn Geboten keine Hinweise auf Tieropfer. Mitunter sprachen sich die Propheten gegen Tieropfer aus und bezeichneten statt dessen die Hingabe an Gott als das wahre Opfer.

„Was soll mir die Menge eurer Opfer? spricht der Herr. Ich bin satt der Brandopfer von Widdern und des Fetten von den Gemästeten und habe keine Lust zum Blut der Farren, der Lämmer und Böcke ... Bringt nicht mehr Speisopfer so vergeblich! ... Und wenn ihr schon eure Hände ausbreitet, verberge ich doch meine Augen vor euch; und ob ihr schon viel betet, höre ich euch doch nicht; denn eure Hände sind voll Blut."

Jesaja 1,11–15

„Denn ich habe euren Vätern des Tages, da ich sie aus Ägyptenland führte, weder gesagt noch geboten von Brandopfern und andern Opfern; sondern dies gebot ich ihnen und sprach: Gehorchet meinem Wort, so will ich euer Gott sein, und ihr sollt mein Volk sein ..." Jeremia 7,22–23

Gemäß der folgenden Prophezeiung Jesajas wird die Menschheit im Zeitalter des Friedens zu einer den ursprünglichen göttlichen Anweisungen entsprechenden vegetarischen Ernährung zurückkehren.

„Die Wölfe werden bei den Lämmern wohnen und die Parder bei den Böcken liegen. Ein kleiner Knabe wird Kälber und junge Löwen und Mastvieh miteinander treiben. Kühe und Bären werden auf der Weide gehen, daß ihre Jungen beieinander liegen; und Löwen werden Stroh essen wie die Ochsen ... Man wird nirgend Schaden tun noch verderben auf meinem ganzen heiligen Berge ..." Jesaja 11,6–9

Es gibt nicht genügend Informationen, um zu beweisen, daß Propheten wie Jesaja, Jeremia, Amos, Hosea, Daniel und Hesekiel Vegetarier waren. Dennoch gibt es viele Zitate von ihnen, aus denen ihre Ablehnung hervorgeht, Tiere zu töten. Die Vermutung liegt nahe, daß die Propheten eine vegetarische Lebensweise empfahlen, da sie sich gegen die Schlachtung und den Verzehr von Tieren aussprachen. Von echten Propheten darf man erwarten, daß sie auch gemäß ihren Lehren lebten. Nachfolgend einige Beispiele:

„… Ihre Frucht wird zur Speise dienen und ihre Blätter zur Arznei.“ Hesekiel 46,12

„Wer einen Ochsen schlachtet, ist eben als der einen Mann erschlüge.“ Jesaja 66,3

„Versuche es doch mit deinen Knechten zehn Tage und laß uns geben Gemüse zu essen und Wasser zu trinken. Und laß dann vor dir unsre Gestalt und der Knaben, so von des Königs Speise essen, besehen.“ Daniel 1,12–13

„Denn ich habe Lust an der Liebe, und nicht am Opfer, und an der Erkenntnis Gottes, und nicht am Brandopfer.“ Hosea 6,6

„Ob sie schon viel opfern und Fleisch herbringen und essen's, so hat doch der Herr kein Gefallen an ihnen …“ Hosea 8,13

„Denn ich will das Gefängnis meines Volkes Israel wenden, daß sie sollen die wüsten Städte bauen und bewohnen, Weinberge pflanzen und Wein davon trinken, Gärten machen und Früchte daraus essen.“ Amos 9,14

„So spricht der Herr Zebaoth, der Gott Israels, zu allen Gefangenen, die ich habe von Jerusalem lassen wegführen gen Babel: Bauet Häuser, darin ihr wohnen mögt; pflanzet Gärten, daraus ihr die Früchte essen mögt.“ Jeremia 29,4–5

Der Vegetarismus erfüllt fünf ethische Prinzipien des Alten Testaments:

1. Mitgefühl und Barmherzigkeit gegenüber Tieren,
2. Erhaltung der Erde,
3. Nahrung für hungernde Mitmenschen,
4. Gesundheitspflege,
5. Streben nach Frieden.

Es ist daher nicht verwunderlich, daß es seit Gründung des Staates Israel bereits drei Oberrabbiner gegeben hat, die sich vegetarisch ernährten. Vor der Staatsgründung war der Vegetarier Rabbi Kook spiritueller Führer der jüdischen Nation. Vier Prozent der israelischen Bevölkerung sind Vegetarier. Damit ist Israel nach Indien, wo sich 83 Prozent der 680 Millionen Einwohner vegetarisch ernähren, das Land mit dem höchsten Vegetarieranteil in der Bevölkerung. Weitere bekannte jüdische Vegetarier waren: Martin Buber, einer der bedeutendsten Religionsphilosophen; Isaac Bashevis Singer, der 1978 den Nobelpreis für Literatur erhielt; Schmuel Josef Agnon, Nobelpreisträger; Rabbi David Rosen, ehemaliger Oberrabbiner Irlands, sowie Sher Yashuv Cohen, Oberrabbiner von Haifa.

Im Talmud schreibt Rabbi Yishmael:

> *„Seit dem Tag der Zerstörung des heiligen Tempels hätten wir uns den Verzehr von Fleisch verbieten sollen. Doch die Rabbis urteilten weise und logisch, daß die Autoritäten nur solche Gesetze erlassen dürfen, die von der Mehrheit der Gesellschaft befolgt werden können. Anderenfalls geraten das Gesetz und die Behörden in Verruf.“*

Vielleicht ist dies der Hauptgrund, daß Fleischessen von vielen der Weltreligionen gestattet wird. Aus Mitgefühl für die Schwächen ihrer Anhänger muß die in den Religionen gelehrte Anteilnahme für alle Lebewesen warten, bis die Menschen dafür bereit sind. Ich frage mich jedoch, ob wir bereits zu lange gewartet haben.

Gewaltlosigkeit gegenüber Tieren als Beitrag zum Weltfrieden

Es gibt eine unmittelbare moralische und spirituelle Verbindung zwischen Gewaltlosigkeit gegenüber Tieren und dem Weltfrieden. Das Töten eines Tieres ist immer ein Akt der Gewalt, in dem es kein Mitgefühl für das Tier geben kann. Die Rechtfertigung für das Schlachten von Tieren aus Profitgründen ist nicht mehr weit entfernt vom Töten eines Mitmenschen „aus gutem Grund".

George Bernard Shaw sagte einst in seinem *Lied des Friedens*:

> *„Wie Rabenkrähen leben und essen wir vom Fleisch,*
> *ohne Rücksicht auf Schmerz und Leid,*
> *die wir durch unser Tun verursachen.*
> *Wenn wir wehrlose Tiere so behandeln,*
> *wie können wir dann erwarten,*
> *jenen Frieden zu erfahren, nach dem wir uns so sehnen?*
> *Über den unzähligen Gräbern der Tiere beten wir zu Gott,*
> *während wir uns an seinen moralischen Geboten versündigen.*
> *Die Grausamkeit hat ihre Folgen – Krieg."*

Die Graumsamkeit geht über die massenhafte Schlachtung von Tieren hinaus. Wir haben ein inhumanes, lebensfeindliches System geschaffen, in dem Tiere von Geburt an und während ihres gesamten Lebens wie leblose Dinge behandelt werden. Die

Heutzutage werden Kühe, Schweine, Hühner und Truthähne ebenso wie Pflanzen als Ware angesehen. Man bewässert und füttert sie, bis man sie schließlich „zu Geld macht".

Ist das ein humaner Umgang mit Gottes Kreaturen?

Fleischindustrie entreißt die armen Geschöpfe ihrem natürlichen Lebensraum und pfercht sie in fabrikähnlichen Hallen in enge, stählerne Boxen ein. Das Töten von Tieren als Freizeitvergnügen (Jagen, Fischen) ist der erste Schritt in die Grausamkeit. Der nächste Schritt ist die profitorientierte Industrialisierung der Tiere. In der heutigen Massentierhaltung betrachtet man Tiere als Gegenstände, die keine Rechte haben, geschweige denn Gefühle oder gar eine Seele.

US-Amerikaner und Kanadier konsumieren durchschnittlich fast 100 Kilogramm Fleisch pro Jahr. Jährlich werden vier Milliarden Kühe, Kälber, Schafe, Schweine, Hühner, Enten und Truthähne geschlachtet. Im Laufe eines Lebens verzehrt ein kanadischer oder US-amerikanischer Fleischesser 11 Kühe, ein Kalb, drei Lämmer und Schafe, 23 Schweine, 45 Truthähne, 1100 Hühner und 400 Kilogramm Fisch. Das hebräische Wort für Fleisch ist „basar“. Talmudisten erläutern, wie sich das Wort zusammensetzt: „bet“ bedeutet Schande, „sin“ Korruption und „resh“ Würmer.

Der bekannte Talmudist und Rabbi Moshe ben Nachman, der im 11. Jahrhundert lebte, sagte über Gewaltlosigkeit und Mitgefühl gegenüber Tieren:

> *„… denn Gewalt frißt sich in die Seele eines Mannes, wie es vom Küheschlachten her bekannt ist.“*

Dies ist aus heutiger Sicht eine prophetische Aussage. Die Rinderzüchter und andere Interessengruppen, die den tropischen Regenwald niederbrennen wollen, beteiligen sich direkt und indirekt an der Ermordung von Menschen, die sich der Zerstörung entgegenstellen. Das berühmteste Opfer der Rinderzüchter war der Umweltschützer Chico Mendes, der sich für die Erhaltung des Regenwaldes einsetzte. Das Töten von Tieren, um deren Fleisch zu essen, ist der erste Schritt. Danach werden Tiere getötet, um damit Geld zu verdienen. Als nächstes richtet sich die Gewalt, die „sich in die Seele eine Mannes frißt“, gegen Menschen, die das profitträchtige Töten von Tieren in Frage stellen.

Seit Jahrtausenden sehen Philosophen und religiöse Lehrer eine Verbindung zwischen dem Töten von Tieren und der Gewalt gegen Menschen. Der Quäker Thomas Tyron (1634–1703) schrieb, daß die Gewalt gegen Tiere dem gleichen „Zorn" entspringt wie die Gewalt gegen Menschen. Das Alte Testament ermahnt uns nach Meinung von Maimonides zu Mitgefühl, um uns vor dem moralischen Verfall in die Grausamkeit zu schützen. Das Töten von Tieren, um ihr Fleisch zu verzehren, wird mit den gleichen Argumenten gerechtfertigt wie das Töten von Menschen. Der griechische Mathematiker und Philosoph Pythagoras sagte einst:

> *„Solange Menschen Tiere massakrieren, werden sie sich auch untereinander töten. Wahrlich, wer Mord und Schmerz aussät, kann nicht Freude und Liebe ernten."*

Eine der elegantesten und einfachsten Aussagen über die Verbindung zwischen Grausamkeit gegenüber Tieren und der Gewalt gegen Menschen stammt von dem erleuchteten Mönch Swami Prakasananda Saraswati. Im Jahre 1987 antwortete er auf die Frage nach dem Zusammenhang zwischen Vegetarismus und Frieden:

> *„Jedes Tier, das für den menschlichen Verzehr geschlachtet wird, bringt den Schmerz des Todes in Ihren Körper. Denken Sie darüber nach. Das Tier wird gewaltsam getötet. Während es stirbt, empfindet das Tier starke Schmerzen. Diese Schmerzen sind selbst nach dem Kochen und Anrichten noch im Fleisch vorhanden. Wenn Sie das Fleisch essen, dann essen Sie diese Schmerzen. Die Schmerzen werden in Ihrem Körper, Ihrem Herzen und Ihrem Geist gespeichert. Die Gewalt und die Schmerzen, die Sie essen, werden an Ihnen zehren. Sie werden bewirken, daß Sie in Ihrem Leben das gleiche Leid erfahren müssen."*

> *„Die Erde ist des Herrn und was darinnen ist, der Erdboden und was darauf wohnt."* Psalm 24,1

Dies ist die Lehre des Alten Testaments: Unsere Aufgabe ist es, als Gottes Helfer zu wirken, indem wir die Erde erhalten und verbessern. Das Alte Testament instruiert uns, bei der Heilung von Substanz und Seele der Erde mitzuwirken. Dies bedeutet, daß wir die Ressourcen der Erde sowie deren tierische und menschliche Bewohner schützen sollen.

Die heute übliche fleischbetonte Ernährung bewirkt genau das Gegenteil. Nach den Angaben von John Robbins in *Ernährung für ein neues Jahrtausend* gehen 50 Prozent des gesamten Wasserverbrauchs in den Vereinigten Staaten auf Kosten der Tierzuchtindustrie. Nutztiere produzieren eine 20mal größere Menge an Exkrementen als die menschliche Bevölkerung. Dadurch erhöht sich die Nitrat- bzw. Nitritbelastung der Wasservorräte. Der horrende Wasserverbrauch der Nutztierindustrie führt in vielen Gegenden der USA zu einem Mangel an sauberem Trinkwasser. Um ein Pfund Rindfleisch zu produzieren, benötigt man 60- bis 100mal mehr Wasser als für die Erzeugung von einem Pfund Weizen. Schätzungen zufolge bräuchten die USA keine Bewässerungssysteme, wenn sich die gesamte Bevölkerung vegetarisch ernähren würde. Die Fleisch- und Milchindustrie verbraucht so enorme Wassermengen, da etwa 80 Prozent des in den USA angebauten Getreides an Nutztiere verfüttert wird. Wenn man den direkten und indirekten Wasserverbrauch der Nutztierindustrie mitrechnet, werden für eine fleischorientierte Ernährung täglich 16 800 Liter Wasser pro Person benötigt. Für eine vegane Ernährung bedarf es pro Kopf und Tag lediglich des Einsatzes von 1125 Litern Wasser. Ein Veganer spart im Vergleich zu Fleisch und Milch konsumierenden Menschen jährlich etwa 5,6 Millionen Liter Wasser. John Robbins beschreibt diese Zusammenhänge detailliert in seinem Buch *Ernährung für ein neues Jahrtausend.*

Ein weiteres Beispiel für die zerstörerischen Folgen einer fleischbetonten Ernährung ist die Vernichtung des tropischen Regenwaldes, um das Land für die Rinderzucht zu nutzen. Über die Veränderung des Klimas sind die Folgen dieser Entwicklung weltweit spürbar.

Im 5. Buch Mose 20,19 heißt es:

> *„So sollst du die Bäume nicht verderben ... denn du kannst davon essen, darum sollst du sie nicht ausrotten."*

Diese Aussage ist Basis der im Talmud beschriebenen Gesetze, welche die vorsätzliche Zerstörung oder Beschädigung der Natur verbieten, auch wenn sie im Dienste der Landwirtschaft geschehen. Schätzungen der *Vegetarian Times* zufolge führt die Vernichtung des Regenwaldes jährlich zum Aussterben von 1000 Arten. Mit jedem Fast-food-Hamburger gehen 1,67 Quadratmeter Regenwald verloren. Durch zwei Milliarden verkaufte Burger gehen 100 Arten unwiederbringlich verloren. Die USA verlieren jährlich 9,6 Millionen Hektar fruchtbaren Boden. 85 Prozent der Humusverluste gehen auf Kosten der Tierhaltung. Demgegenüber werden die pflanzlichen Lebensmittel der USA auf nur fünf Prozent des landwirtschaftlich genutzten Bodens angebaut. Die restlichen 95 Prozent dienen direkt oder indirekt der Fleisch- und Milchindustrie.

Pro Hektar Land lassen sich beim Anbau von vegetarischer Nahrung wesentlich höhere Erträge erzielen. So kann man auf einem Hektar Land 4100 Kilogramm Kartoffeln anbauen – oder 34 Kilogramm Rindfleisch. Ein Hektar Getreide liefert 5mal mehr Eiweiß als ein Hektar Land, auf dem Rindfleisch produziert wird; ein Hektar Hülsenfrüchte bringt 10mal mehr und ein Hektar Blattgemüse 25mal mehr Eiweiß. Die Getreidemenge, mit der 100 Kühe ernährt werden, könnte auch 2000 Menschen als Nahrung dienen. Eine fleischorientierte Ernährung führt zu einer unnötigen Verschwendung kostbarer Ressourcen.

Die Nutztierhaltung der Fleisch- und Milchindustrie hat katastrophale ökologische Folgen. Allein die Nutztiere der Vereinigten Staaten konsumieren eine Getreide- und Sojamenge, mit der die fünffache Bevölkerung der USA ernährt werden könnte. Mehr als 80 Prozent des in den USA angebauten Getreides wird an Nutztiere verfüttert. 95 Prozent des Hafers werden von Tieren vertilgt. Der gesamte Nutztierbestand der Erde konsumiert doppelt so viele Kalorien wie die menschliche Bevölkerung. Indem wir das pflanzliche Eiweiß über das Tier „veredeln“, verlieren wir zwischen 90 und 95 Prozent der Proteinmengen. 100 Prozent der in pflanzlicher Nahrung enthaltenen komplexen Kohlenhydrate gehen durch diesen Umweg über das Tier verloren. Die Fleisch- und Milchproduktion ist angesichts der vielen hungernden Menschen auf der Erde eine Verschwendung von wertvollem Eiweiß, komplexen Kohlenhydraten und Kalorien. John Robbins berichtet in *Ernährung für ein neues Jahrtausend*, daß für eine Fleisch und Milchprodukte enthaltende Kost jährlich 8,4 Hektar benötigt werden, während vegane Ernährung nur 0,6 Hektar Land pro Person erfordert. Demnach können auf dem gleichen Land und mit den gleichen Wasservorräten etwa 16mal mehr Menschen leben, wenn sie sich statt von Fleisch und Milchprodukten von veganer Kost ernähren. Mit der Umstellung auf eine tierproduktfreie Ernährung lassen sich 2,4 Hektar Wald pro Jahr erhalten. Angesichts der zunehmend knappen Land- und Wasservorräte der Erde dürfen wir uns die enorme Verschwendung, die mit der üblichen fleischbetonten Ernährungsweise einhergeht, nicht länger erlauben.

Zudem trägt die vegetarische Ernährung zur Erhaltung der fossilen Energieträger bei. Für jede Kalorie Rindfleisch aus der Massentierhaltung werden 78 Kalorien fossile Brennstoffe verbraucht. Getreide und Bohnen erfordern pro erzeugter Kalorie den Einsatz von 0,6–3,9 Kalorien fossiler Brennstoffe. Um eine Kalorie Rindfleisch zu erzeugen, werden 20mal mehr fossile Energieträger benötigt als für die Produktion einer Kalorie vegetarischer Nahrung. Etwa 16,5 Prozent der gesamten in den Vereinigten Staaten eingesetzten Energie wird von der Nahrungsmittelindustrie verbraucht. Die für die Nutztierhaltung verwendeten Rohstoffe sind teurer als die gesamten in den USA produzierten fossilen Brennstoffe Öl, Erdgas und Kohle. Ein Drittel aller in den Vereinigten Staaten verbrauchten Rohstoffe gehen auf Kosten der Tierzucht. Eine fleischorientierte Ernährungsweise erfordert ein Vielfaches der Rohstoffe, die für vegetarische Kost benötigt werden. Die durch Fleischproduktion bedingte Verschwendung natürlicher Ressourcen stellt eine untragbare Belastung für das ökologische Gleichgewicht der Erde dar.

Jeden Tag sterben 40 000 Kinder an Unterernährung – in einem Jahr verhungern 15 Millionen Kinder. Die Nutztiere der USA vertilgen eine Getreide- und Sojamenge, die ausreichen würde, um das Fünffache der amerikanischen Bevölkerung zu ernähren!

Mehr als 80 Prozent der Maisernte und 95 Prozent des Hafers werden in den Vereinigten Staaten an Nutztiere verfüttert!

Während wir unsere Nutztiere mästen, um unsere Gier nach Fleischnahrung zu befriedigen, verhungern jährlich 60 Millionen unserer Mitmenschen.

Wenn wir unseren Fleischkonsum nur um 10 Prozent pro Jahr reduzieren könnten, würden dadurch genug Ressourcen und Nahrungsvorräte freigesetzt, um diese 60 Millionen Menschen zu ernähren.

Nahrung für alle

Menschen und Tiere sind durch die weit reichenden Auswirkungen der fleischorientierten Ernährung bedroht. Jährlich verhungern 60 Millionen Menschen auf dieser Erde. Für diesen Mißstand gibt es politische, ökonomische, ökologische und andere Gründe. Dennoch ist es eine Tatsache, daß die Produktion von Fleischnahrung enorme Mengen an Rohstoffen verschwendet. Würde man die Ressourcen direkt der Ernährung von Menschen zur Verfügung stellen, gäbe es mehr als genug Nahrung für alle.

Laut Schätzungen des Ernährungswissenschaftlers Dr. Jean Meyer von der Harvard-Universität würde die Verringerung des Fleischkonsums der US-Amerikaner um jährlich 10 Prozent eine solche Menge an Ressourcen freisetzen, daß damit 60 Millionen Menschen zusätzlich ernährt werden könnten.

Das weltweit bedrohlichste Gesundheitsproblem ist die chronische Unterernährung. Nach Angaben der Vereinten Nationen ist die Hälfte der Weltbevölkerung davon betroffen. 700–900 Millionen Menschen sind extrem unterernährt. 25 Prozent der Kinder auf dieser Erde haben nicht genug zu essen. Jeden Tag verhungern 42 000 Kinder. Das sind pro Jahr 15 Millionen Kinder, die 30 Prozent aller Todesfälle weltweit ausmachen. In den vergangenen fünf Jahren sind mehr Menschen an Unterernährung gestorben als in allen Kriegen, Revolutionen und Mordfällen der letzten 150 Jahre.

In der jüdischen Tradition heißt es, Hungernden Nahrung zu geben sei ebenso wichtig wie sämtliche Gebote des Alten Testaments zusammengenommen.

> *„Laß los, welche du mit Unrecht gebunden hast; laß ledig, welche du beschwerst; gib frei, welche du drängst; reiß weg allerlei Last; brich dem Hungrigen dein Brot, und die, so im Elend sind, führe ins Haus."* Jesaja 58,6–7

Im Midrasch, einer Sammlung jüdischer Kommentare zum Alten Testament, heißt es, Bedürftigen zu essen zu geben sei, als würde man Gott Nahrung anbieten. Selbst seine Feinde dürfe man nicht hungrig gehen lassen.

> *„Hungert deinen Feind, so speise ihn mit Brot; dürstet ihn, so tränke ihn mit Wasser."* Die Sprüche Salomos 25,21

> *„Wenn du dein Land einerntest, sollst du nicht alles bis an die Enden umher abschneiden, auch nicht alles genau aufsammeln. Also auch sollst du deinen Weinberg nicht genau lesen noch die abgefallenen Beeren auflesen, sondern dem Armen und Fremdling sollst du es lassen."* 3. Buch Mose 19,9–10

Eine fleischorientierte Ernährung verschwendet die kostbaren Ressourcen der Erde. Sie ist dadurch am Hungerproblem beteiligt. Sicher ist der Welthunger auch Ausdruck sozialer und politischer Mißstände. Dennoch ist die Grundvoraussetzung für die Ernährung aller Menschen die Verfügbarkeit von natürlichen Ressourcen. Der Vegetarismus ist ein wichtiger Schritt zur gerechteren Verteilung der vorhandenen Vorräte. Aus den erwähnten Statistiken kann man schließen, daß jeder Vegetarier einen indirekten, aber dennoch wichtigen Beitrag zur Lösung des Welthungerproblems leistet.

Der für seine Weisheit berühmte Arzt und Rabbi Maimonides verfaßte im 12. Jahrhundert Kommentare zum Alten Testament. Er wies darauf hin, wie wichtig es sei, die Gesundheit und das Leben nicht zu gefährden. Seinen Interpretationen zufolge ist ein gesundheitsfördernder Lebensstil die Pflicht eines jeden religiösen Menschen. Im 5. Buch Mose 4,9 heißt es:

> *„Hüte dich nur und bewahre deine Seele wohl."*

Die vegetarische Kost ist die aus gesundheitlicher Sicht ideale Ernährung.

Ausblick auf den Weltfrieden

Der Vegetarismus befindet sich im Einklang mit den Ernährungsempfehlungen und den ethischen Geboten des Alten Testaments. Die pflanzliche Ernährung eignet sich für jeden religiösen Weg, da sie das spirituelle Wachstum eines Menschen optimal unterstützt. Zudem entspricht sie den jüdischen Speisegeboten. Vegetarische Kost ist Ausdruck des Mitgefühls, da sie die Umwelt weniger belastet und eine gerechtere Verteilung der Gaben der Natur erlaubt. Sie unterstützt den Frieden auf Erden, da sie den inneren Frieden und den friedfertigen Umgang mit der Natur ermöglicht. Indem wir Anteilnahme für alle Geschöpfe Gottes entwickeln, fördern wir auch den friedlichen und mitfühlenden Umgang der Menschen. Die vegetarische Ernährung kommt somit dem spirituellen Leben der gesamten Menschheit zugute. Sie ist ein wichtiger Bestandteil des bevorstehenden goldenen Zeitalters des Weltfriedens.

7

Jesus und Vegetarismus

Obgleich es nicht beweisbar ist, daß Jesus kein Fleisch gegessen hat, gibt es dennoch einiges, was darauf hindeutet. Jesus wuchs bei den Essenern auf, die als Vegetarier und strikte Gegner von Tieropfern bekannt waren. Seine Familie und wahrscheinlich alle seine Jünger waren Vegetarier. Auch die Urchristen ernährten sich vegetarisch. Einige von ihnen behaupteten, von Jesus die Anweisung bekommen zu haben, nur von pflanzlicher Kost zu leben. Es ist anzunehmen, daß Jesus als lebendes Beispiel der Liebe und des Respekts für alle Lebewesen kein Fleisch gegessen hat. Die uns von Gott zugedachte Ernährung wird in Genesis 1,29 beschrieben. Es ist davon auszugehen, daß Jesus uns zum ursprünglichen spirituellen Plan Gottes zurückführen wollte. Sind Sie bereit, Ihre bisherigen Vorstellungen von Jesus zu prüfen, um ihm und seiner Lehre unvoreingenommen zu begegnen?

Ob Jesus Vegetarier war oder nicht, ist ein heikles Thema. Aufgrund der vielen unterschiedlichen Interpretationen historischer Schilderungen kann es hierauf keine endgültige Antwort geben. Die 1947 am Toten Meer entdeckten Schriftrollen bestätigen indirekt, daß Jesus sein Leben lang Vegetarier war. Diesen Schriften zufolge ernährten sich die Essener, bei denen Jesus höchstwahrscheinlich aufwuchs, alle vegetarisch. Daraus kann man schließen, daß auch Jesus und seine Familienangehörigen Vegetarier waren. Im Jahre 1927 entdeckte Dr. Edmond Bordeaux Székely in den Geheimarchiven des Vatikans die im 3. Jahrhundert auf Aramäisch verfaßten *Schriften der Essener* (deutsche Ausgabe im Verlag Mandala Media), aus denen eindeutig hervorgeht, daß Jesus sich zeitlebens vegetarisch ernährte. Sie enthalten die direkten Lehren Jesu, in denen er sich gegen den Fleischverzehr ausspricht. Was die kanonisierten biblischen Texte angeht, existieren viele Unklarheiten über mögliche Fehlübersetzungen sowie bewußt oder unbewußt vorgenommene Veränderungen der Originalschriften. Es gibt ernstzunehmende Hinweise für Veränderungen und Streichungen in den Evangelien und Episteln, welche hauptsächlich auf dem Konzil von Nicäa 325 n. Chr. erfolgten. Der von Dr. Albert Schweitzer häufig gepriesene Theologe Upton Clary Ewing schreibt diesbezüglich:

> *„Es gibt unter den Bibelexperten kaum jemanden, der nicht der Meinung ist, daß es in den Evangelien und Episteln Ungereimtheiten und Widersprüchlichkeiten gibt."*

Vielleicht ist es ein Segen, daß wir keine eindeutigen Beweise über die Lebensweise Jesu haben. Dadurch kann sich jeder einer Theorie anschließen, die seinem Glauben entspricht. Mit dieser

Diskussion will ich niemanden widerlegen, sondern lediglich Informationen und Anstöße geben, die einen mit dem christlichen Glauben in Einklang stehenden Vegetarismus unterstützen. Die gängigen Bibelausgaben des Neuen Testaments behaupten, Jesus habe Fleisch gegessen. Viele Christen, die sich intuitiv zu vegetarischer Ernährung hingezogen fühlen, sind durch die scheinbare Gleichgültigkeit Jesu verunsichert. Im folgenden möchte ich darstellen, daß es entgegen den gebräuchlichen Bibelinterpretationen eindeutige Hinweise dafür gibt, daß Jesus Vegetarier war und dieses Thema für wichtig hielt.

Um Jesu Einstellung zum Vegetarismus zu verstehen, müssen wir uns die Schwierigkeit vor Augen führen, die eine Übersetzung aus dem Griechischen mit sich bringt. Viele der Originaltexte sind nicht zugänglich, so daß wir auf die oftmals von ungenügendem Verständnis zeugenden Übertragungen zurückgreifen müssen. So enthält beispielsweise die englische Ausgabe des Neuen Testaments 19mal das Wort „meat" (Fleisch). Daraus könnte man schließen, Jesus habe Fleisch gegessen. Allerdings ist das im Griechischen verwendete Wort keineswegs mit Fleisch zu übersetzen. Vielmehr hat dieses als „Fleisch" ins Englische übersetzte Wort die Bedeutung von „Nahrung".

Ähnliche Fehlübersetzungen existieren bezüglich des Wortes „Fisch". So wird aufgrund dieser Mißverständnisse der Eindruck erweckt, Jesus habe Fisch gegessen und den Verzehr von Fischen empfohlen. Im Urchristentum war das Wort Fisch ein Geheimwort. Das griechische Wort für Fisch lautet I-CH-TH-U-S. Es besteht aus den Anfangsbuchstaben der Wörter Jesus Christos Theou Uios Soter. Übersetzt bedeutet dies: Jesus Christus, Sohn von Gott, dem Erlöser. In den Katakomben findet man den Fisch als christliches Symbol, welches für das damals beginnende Fischezeitalter steht. Das Wort Fisch, welches im Neuen Testament häufig vorkommt, hat demnach eine mystische Bedeutung. Jesus lehrte in Gleichnissen und Metaphern. Das in der Bibel vorkommende Wort Fisch hat daher womöglich eine tiefere Bedeutung als die reale Beschreibung eines toten Tiers, welches dem Verzehr dient. Nach meiner Meinung handelt es sich auch bei dem von Jesus an die Menschen verteilten Fisch um eine Metapher für die Verbreitung seiner spirituellen Lehren. In einer von Irenäus (120–202 n. Chr.) im 2. Jahrhundert verfaßten Schrift heißt es, Jesus habe 5000 Menschen mit Brot allein versorgt. Andere haben auf die submarine Fischpflanze hingewiesen, die zur damaligen Zeit wie bereits zuvor in Babylon eine beliebte Nahrung war. Diese Fischpflanzen wurden in der Sonne getrocknet, zu Rollen geformt, gebacken und auf Märkten verkauft. Womöglich wurde in der Übersetzung von dem Wort „Fischpflanze" der zweite Teil weggelassen. Erst im 4. Jahrhundert wurde Fisch den in den Schriften beschriebenen Brotgaben hinzugefügt. Dies deutet darauf hin, daß das aus dem 2. Jahrhundert stammende *Evangelium des vollkommenen Lebens* authentischer ist. Dort steht:

> *„Und als er die sechs Laibe Brot und die sieben Trauben nahm, schaute er gen Himmel, segnete die Speisen und gab sie seinen Jüngern, die sie an die versammelten Menschen verteilten."*
>
> *„Sie aßen alle, bis sie satt waren. Und dann füllten sie zwölf Körbe mit der übriggebliebenen Speise. Von den Brotlaiben und den Früchten aßen etwa fünftausend Männer, Frauen und Kinder. Und Jesus lehrte sie viele Dinge."*
>
> (*Evangelium des vollkommenen Lebens,* XXIX, Verse 7–8, Humata Verlag Harold S. Blume)

In jedem Fall können wir davon ausgehen, daß die 5000 Seelen zumindest von der mystischen Bedeutung des Wortes Fisch genährt wurden.

Der historische Jesus

Die Lehren Jesu über den Vegetarismus lassen sich leichter verstehen, wenn man den historischen Kontext seiner Person berücksichtigt. Er lebte mit seiner Familie bei den Essenern, einer jüdischen Gemeinschaft, die sich einige Jahrhunderte vor Jesu Geburt von der orthodoxen Richtung des Judentums abspaltete und seither eigene Wege ging. Die Essener lebten im Einklang mit Gottes Gebot „Du sollst nicht töten“ vegetarisch. Sie waren strikte Gegner der damals üblichen Tieropfer. Upton Clary Ewing zitierte Philo von Alexandrien, ein Historiker und Zeitgenosse Jesu, mit den Worten:

„Sie werden Esseni genannt wegen ihres heiligen Auftretens. Sie opfern keine Tiere und betrachten einen ehrfürchtigen Geist als das einzig wahre Opfer.“

Des weiteren zitiert Ewing Professor Teicher:

„Wir finden (in den Schriften der Essener) die energische Ablehnung des Tötens von Tieren. Dies bezieht sich auf das Opfern von Tieren wie auf den Verzehr von Fleisch.“

Millar Burrows zitiert aus den Essenerschriften:

„Machet euch nicht verabscheuungswürdig durch den Verzehr eines lebendigen Tieres.“

Die Lebensführung der Essener erforderte Disziplin sowie körperliche, geistige und spirituelle Reinheit. Dies sind Anforderungen, denen die meisten religiösen Menschen der damaligen Zeit nicht gewachsen waren. Die Essener lebten in autarken Kommunen in der Abgeschiedenheit der Wüste, um sich ganz auf Gott ausrichten zu können. Es wird vermutet, daß Jesus und seine Eltern zu den Essenern gehörten, die mitunter auch als Nazaräer bezeichnet wurden. Es heißt, Jesus habe die Essenergemeinschaft in der Wüste verlassen, um den mörderischen Absichten von König Herodes zu entgehen. Jesus wurde bei den Essenern großgezogen und unterrichtet. Manche Essener, wie Johannes der Täufer oder Jesus selbst, zogen aus, um die Menschen zu inspirieren. Als Ausdruck ihres Mitgefühls und ihrer

Liebe für alles Leben lehrten sie den Vegetarismus. Im 1927 von Dr. Edmond Bordeaux Székely entdeckten *Friedensevangelium der Essener* (S. 51 der deutschen Ausgabe, Mandala Media) wird Jesus mit den Worten zitiert:

> *„Gott befahl euren Vorvätern: Ihr sollt nicht töten. Aber ihre Herzen waren verhärtet, und sie töteten. Dann forderte Moses schließlich, sie sollten keine Menschen töten, und duldete, daß sie Tiere töteten. Und dann verhärteten sich die Herzen eurer Vorväter noch mehr, und sie töteten Menschen und Tiere gleichermaßen. Aber ich sage euch: Tötet weder Mensch noch Tier, noch die Nahrung, die euer Mund aufnimmt. Denn wenn ihr lebendige Nahrung eßt, wird sie euch beleben, aber wenn ihr eure Nahrung tötet, wird euch die tote Nahrung ebenfalls töten."*

Es ist wichtig zu betonen, daß es sich hierbei um ein direktes Zitat von Jesus handelt, so wie es im aramäischen Original steht, das sich im Geheimarchiv des Vatikans befindet. Es ist keine im nachhinein entstandene Interpretation seiner Lehren. Die Botschaft entspricht der von Jesus und seiner Gemeinschaft praktizierten vegetarischen Ernährung. Abgesehen von diesen interessanten Funden sind fast keine Originaltexte über die Lehren Jesu mehr zugänglich, da sie entweder verlorengegangen sind oder vernichtet wurden. Eine weitere Ausnahme bilden die Schriften von Epiphanius (315–403 n. Chr.), einem katholischen Bischof aus Zypern. In seinem Werk *Panarion* verweist Epiphanius auf die Ebioniter, eine frühe jüdisch-christliche Gemeinschaft, die sich ebenfalls vegetarisch ernährte:

> *„Wann immer man mit einem Ebioniter über Fleischnahrung spricht, antwortet er, daß er Vegetarier sei, da Christus es ihm offenbart habe." (Dabei bezogen sie sich auf eine direkte Lehre und nicht auf eine mystische Offenbarung.)*

Das *Evangelium des vollkommenen Lebens* wurde von dem englischen Pfarrer Gideon H. Ouseley (1835–1906) aus dem

Aramäischen ins Englische übersetzt. Ouseley behauptete, es handele sich dabei um den Originaltext dieser urchristlichen Schrift, die zunächst von den Essenern verwahrt wurde. Als sie im Jahre 68 n. Chr. durch die vordringenden Römer aus ihrem Land vertrieben wurden, gelangte das Werk in die Obhut eines tibetanischen Klosters. Offensichtlich versteckten die Essener viele ihrer Schriften in der Wüste, wie die kürzlich am Toten Meer entdeckten Schriftrollen. Einige nahmen sie mit sich, als sie sich auf der Flucht vor den Römern trennten. Pfarrer Ouseley meinte, das von ihm übersetzte Evangelium sei von Essenermönchen in ein buddhistisches Kloster in Tibet gebracht worden.

Wenn Ouseleys Werk authentisch ist, was einige Experten glauben, handelt es sich um das älteste und vollständigste Schriftstück über die Lehren Jesu, welches im Original vorliegt. Nach Meinung von Upton Clary Ewing ist dies das Urevangelium. Die Lehren Jesu über den Vegetarismus sind in dieser Schrift poetisch und klar. Als er von einem Zweifler gefragt wurde: „Sage mir, bitte, warum lehrst du, daß wir kein Fleisch essen sollen?", antwortet Jesus:

> *„Betrachte diese Wassermelone, die Frucht der Erde. Sieh mit deinen eigenen Augen die gute Frucht der Erde, die Nahrung der Menschen, und zähle die Kerne, die sie enthält, denn eine Melone kann sich mehr als hundertfach vermehren. Wenn du diese Kerne aussäst, ißt du vom wahren Gott, denn kein Blut wurde vergossen und es gab weder Schmerz noch Leid. Die wahre Nahrung des Menschen stammt von Mutter Natur, die uns reichhaltig mit ihren Gaben des Landes beschenkt. Doch ihr begehrt, was Satan gibt, die Schreie, das Blut und den gewaltsamen Tod lebendiger Seelen. Wisset ihr nicht, daß diejenigen, die mit dem Schwert leben, des gleichen Todes sterben werden? Gehet nun eures Weges, pflanzt die Samen der guten Früchte des Lebens und laßt ab von eurer Gewalt gegen die unschuldigen Kreaturen Gottes."*

Im *Evangelium des vollkommenen Lebens* macht Jesus deutlich, daß er das Töten und den Verzehr von Tieren ablehnt (S. 85):

> *„Von den Früchten der Bäume und der Saat der Pflanzen allein genieße ich, und diese werden vom Geiste in mein Fleisch und Blut verwandelt. Von diesen und ähnlichem allein sollt ihr, die ihr an mich glaubt und meine Jünger seid, essen, denn von diesen, im Geiste, kommen den Menschen Leben und Gesundheit und Heilung."*

Im gleichen Kapitel, Vers 9, erläutert Jesus die Gewohnheit des Fleischessens im historischen Zusammenhang. Für die Zukunft prophezeit er die Rückkehr zum Vegetarismus:

> *„Wahrlich, ich sage euch, zu Beginn der Schöpfung nährten sich alle Kreaturen Gottes von den Kräutern und Früchten der Erde, bis Unwissenheit und Selbstsucht viele Menschen von ihrem von Gott bestimmten Pfad abbrachten. Doch auch diese werden einst zu ihrer natürlichen Nahrung zurückfinden, wie es von den Propheten (Jesaja) beschrieben wird. Ihre Worte werden sich erfüllen."*

Im *Evangelium des vollkommenen Lebens* wird in Abschnitt XXXVIII, Vers 3, 4 und 6, die spirituelle Bedeutung des „Bewußtseins und Praktizierens der Einheit mit allem Leben" erklärt, welche auch die vegetarische Ernährung und die Gewaltlosigkeit gegenüber Tieren umfaßt:

> *„Gott gibt uns das Getreide und die Früchte der Erde zur Nahrung; für einen rechtschaffenen Menschen gibt es wahrlich keine andere tugendhafte Nahrung."*
>
> *„Der Dieb, der in das vom Menschen errichtete Haus einbricht, ist schuldig, doch diejenigen, die in Gottes Haus einbrechen, sind große Sünder. Daher sage ich allen, die meine Schüler sein wollen, vom Blutvergießen abzusehen und kein Fleisch in euren Mund aufzunehmen. Denn Gott ist gerecht*

und großzügig. Er bestimmt, daß die Menschen allein von den Früchten und Samen der Erde leben sollen."

„Und was immer ihr einem meiner Kinder antut, das tut ihr mir an. Denn ich bin in ihnen und sie in mir. Ja, ich bin in allen Wesen und alle Wesen in mir. An ihrem Glück erfreue ich mich und ihr Leid betrifft mich. Daher sage ich euch: Seid gütig zueinander und zu allen Kreaturen Gottes."

Die Geschichte des Vegetarismus im Urchristentum

Aus Epiphanius' Buch geht hervor, daß die ersten Anhänger Jesu, die Urchristen, sich bis zum 5. Jahrhundert vegetarisch ernährten. Dies war etwa 100 Jahre nach dem historischen Streit der drei einflußreichsten Strömungen des damaligen Christentums: der jüdisch-christlichen Gemeinde, der Gnostiker und der Katholiken. Charles Vaclivik, der Autor eines Buches über den von Jesus gelehrten Vegetarismus, schreibt, daß die jüdischen Christen nach der Kreuzigung Jesu 30 Jahre lang von seinem Bruder, Jakob, geführt wurden. Aus Vacliviks Quellen geht hervor, daß es sich bei den jüdisch-christlichen Anhängern Jesu um die allerersten Christen handelte. Sie waren diejenigen, die mit Jesus wanderten und beteten. Als nächstes formierten sich die Gnostiker, und um das Jahr 70 n. Chr. begann der Aufstieg der Katholiken als weltliche Macht. Die jüdischen Christen und die Gnostiker waren im Gegensatz zu den Katholiken Vegetarier. Viele bedeutende Lehrer des frühen Christentums ernährten sich vegetarisch. So schrieb Clemens von Alexandrien (160–240 n. Chr.):

„Es ist viel besser, glücklich zu sein, als unsere Körper zur Grabstätte der Tiere zu machen."

Der heilige Johannes von Chrysostomos (345–407 n. Chr.) lehrte ebenfalls, daß Fleischverzehr unnatürlich und ungesund sei.

Die Originalschriften des Christentums wurden nach Meinung vieler Gelehrten auf dem Konzil von Nicäa 325 n. Chr.

verändert, um sie für den zu jener Zeit herrschenden Kaiser Konstantin akzeptabel zu machen. Steve Rosen schreibt in seinem Buch *Food for the Spirit*, daß Fleischkonsum bis ins 4. Jahrhundert nicht erlaubt war. Kaiser Konstantin erklärte dann jedoch seine Interpretation des Christentums zur offiziellen Version. Vegetarisch lebende Christen mußten sich verstecken, um nicht aufgrund ihrer Ernährung als Ketzer hingerichtet zu werden. In Gefangenschaft geratenen vegetarischen Christen wurde laut Rosen geschmolzenes Blei in die Kehle gegossen. Im 4. Jahrhundert erlangten die Katholiken erheblich größeren politischen Einfluß als die beiden anderen christlichen Gruppen. In jener Zeit der politischen Unterdrückung wurden die meisten Schriftstücke der jüdisch-christlichen Gemeinde und der Gnostiker vernichtet. In seinem Buch *The Vegetarianism of Jesus Christ* beschreibt Charles Vaclivik, daß zu jener Zeit aus den Übersetzungen christlicher Dokumente die Hinweise über vegetarische Ernährung gestrichen wurden. Die Katholiken glaubten nicht an den Vegetarismus oder waren für diesen Schritt noch nicht bereit.

Wenn Sie verwundert sind, daß es bereits in den ersten hundert Jahren nach der Kreuzigung Jesu drei unterschiedliche christliche Gruppen gab, bedenken Sie bitte, daß es heutzutage Hunderte verschiedener christlicher Kirchen gibt.

Jesus und Tieropfer

Epiphanius schreibt, daß die Essener nicht nur Vegetarier, sondern auch Gegner von Tieropfern waren. In diesem Zusammenhang erscheint es verständlich, warum Jesus die Geldverleiher aus dem Tempel jagte und die für die Opferung bestimmten Tiere befreite. Die Geldverleiher wechselten den zugereisten Juden Geld, damit sie sich Opfertiere kaufen konnten. Die Lehren Jesu und der Essener verurteilten die bei den anderen jüdischen Gruppen und den Römern beliebten Tieropferungen. Titus Flavius Clemens, einer der bedeutendsten urchristlichen

Lehrer, wird von Howard Williams in dessen Buch *Ethics of Diet* mit den Worten zitiert:

> *„Opferungen wurden von den Menschen als Vorwand für das Fleischessen erfunden."*

Diese Meinung deckt sich mit dem Verständnis der Essener über die Motivation hinter den Tieropferungen. Für die Essener war nach Angaben des Theologen Upton Clary Ewing das Gebot „Du sollst nicht töten" bindend. Auch interpretierten sie Genesis 1,29, wo den Menschen von Gott Früchte, Gemüse, Nüsse, Samen und Getreide, nicht jedoch Fleisch, zur Nahrung gegeben wird, als Anweisung, sich vegetarisch zu ernähren. Jesu Mißbilligung der Tieropfer steht im Einklang mit seiner Liebe zu allen Geschöpfen Gottes sowie den Lehren der Gemeinschaft, aus der seine Familie stammte. In der *Hastings Encyclopedia on Religion and Ethics* steht:

> *„Die von den Jüngern Jesu verfaßten Evangelien wurden von den Ebionitern (Nazaräern) verwendet. Darin findet man Jesus den Essener, der sich gegen Tieropfer und Fleischverzehr aussprach."*

Nachdem Jesus die Geldverleiher fortgejagt hatte, kam es zu einer Konfrontation mit dem Hohenpriester des Tempels. Epiphanius zitiert Jesus mit den Worten:

> *„Ich komme, um die Opferungen abzuschaffen. Und wenn ihr von euren Opferungen nicht ablaßt, wird sich mein Groll gegen euch richten."*

In dem *Evangelium des vollkommenen Lebens* wird deutlich, daß Jesus es als seine Aufgabe betrachtete, nicht nur dem Verzehr unserer Freunde aus dem Tierreich, sondern auch den blutigen Opfergaben ein Ende zu bereiten. In Abschnitt XXI, Vers 8, sagt er zu seinen Jüngern:

„Ich bin gekommen, um die blutigen Opferungen zu beenden. Wenn ihr nicht von euren blutrünstigen Opfergaben und dem Verzehr von Fleisch ablaßt, so wird euch der Zorn Gottes treffen, so wie es euren Vorvätern in der Wüste geschah, als sie nach Fleisch verlangten, unmäßig viel aßen, und in ihrer Verdorbenheit von der Plage vernichtet wurden."

Weit verbreitet ist die Meinung, Jesus habe zum Passahmahl Lamm gegessen. Dies sei der Beweis dafür, daß Jesus Fleisch zu sich genommen habe. Im vor den heutigen Bibeltexten entstandenen *Evangelium des vollkommenen Lebens* steht in Abschnitt XXVI, 27, daß Judas Caiaphas gegen Jesus aufhetzte, da dieser kein Lamm aß:

„Wisse, er (Jesus) hat das Passahfest in den Toren Jerusalems gefeiert, ohne jedoch vom Lamm zu essen. Ich hatte ein Lamm gekauft, doch er verbot uns, es zu schlachten. Der Mann, von dem ich es kaufte, ist mein Zeuge."

Die heutigen Evangelien sind überarbeitete Versionen der alten Schriften. Übersetzungsfehler sind häufig, und dies könnte ein Beispiel dafür sein. Jesu Weigerung, vom Passahlamm zu essen, entspricht seiner Rolle als Essenerlehrer und seiner Mißbilligung der Tieropfer im Tempel.

Waren die Jünger Jesu Vegetarier?

Der bekannte Kirchenvater Eusebius zitierte Hegesippus (ca. 160 n. Chr.) mit der Aussage, Jakob, der Bruder und Jünger Jesu, der lange Zeit die jüdisch-christliche Gemeinde führte, sei ein Vegetarier gewesen, der „keinen Wein trank, keine Wolle trug und kein Fleisch aß". Dieser Quelle zufolge lebte er von Geburt an nach diesem Prinzip. Es ist wahrscheinlich, daß Jesus und seine Familienangehörigen mit vegetarischer Ernährung aufgewachsen sind und ihr auch als Erwachsene treu blieben. Alle außer einem seiner Jünger waren von Beginn an Vegetarier. Dr. Ewing zitiert die Clementinische Homilie XXII, 6, eine der Schriften, aus der dies hervorgeht:

> *„Sie richteten sich in ihren Gewohnheiten des täglichen Lebens nach den Aposteln. Sie weigerten sich, Fleisch oder Wein zu sich zu nehmen, sondern folgten dem Vorbild des Heiligen Petrus, der nur von Brot, Oliven und Gemüse lebte …"*

Clemens von Alexandrien schrieb:

> *„Der Apostel Matthäus ernährte sich von Samen, Nüssen und Gemüse, nicht jedoch von Fleisch."*

Petrus wird von Clemens von Alexandrien mit den Worten zitiert:

> *„Ich esse nur Brot, gelegentlich einige Oliven, selten auch Gemüse."*

Die Clementinische Homilie XII, die Mitte des 2. Jahrhunderts verfaßt wurde, bestätigt, daß Petrus Vegetarier war. Nach Angaben des Theologen Dr. Ewing heißt es in einem frühen christlichen Text von Petrus:

> *„Der unnatürliche Verzehr von Fleisch ist ebenso vergiftend wie die heidnische Anbetung von Teufeln mit ihren Opfern und unreinen Festmählern. Durch sie wird ein Mensch ein Untertan des Teufels."*

In einem Brief an den römischen Kaiser Trajan beschreibt Plinius, der Historiker und Gouverneur von Bithynien, die Lebensweise der Urchristen:

> *„Sie übernehmen stets die Verantwortung für ihre Schuld und ihre Fehler. Sie legen einen Eid ab, niemals zu sündigen oder*

Böses zu tun und niemals die Unwahrheit zu sagen. Danach essen sie gemeinsam einfache und harmlose (vegetarische) Nahrung."

Des weiteren zitiert Dr. Ewing ein christliches Dokument, in dem über Thomas geschrieben steht:

„Er fastet, trägt nur ein Stück Kleidung und verteilt alles, was er besitzt, an Bedürftige. Er ißt kein Fleisch und trinkt keinen Wein."

Johannes der Täufer war ebenfalls Vegetarier. Im von Ouseley übersetzten Urevangelium heißt es über seine Ernährung:

„... wilder Honig und Kuchen, der aus Öl und Honig gemacht wird."

Die Behauptung, Johannes der Täufer habe Heuschrecken gegessen, ist das Resultat eines Übersetzungsfehlers. Das griechische Wort für Ölkuchen lautet „enkris", und das Wort für Heuschrecke ist „akris". Der Engel Gabriel gab Johannes' Mutter bei dessen Geburt die Anweisung, ihren Sohn mit Honig und Butter aufzuziehen.

Paulus war womöglich der einzige Jünger Jesu, der sich nicht von Beginn an vegetarisch ernährte. Wahrscheinlich wurde er erst Vegetarier, als er bereits sein geistliches Amt innehatte. Im 1. Brief des Paulus an die Korinther 8,13 heißt es:

„Darum, wenn die Speise meinen Bruder zur Sünde verführt, wollte ich nimmermehr Fleisch essen, auf daß ich meinen Bruder nicht verführe."

Dr. Ewing verweist auf eine im Jahre 190 n. Chr. verfaßte Schrift des bedeutenden christlichen Pfarrers Flavius Clemens, dem Gründer der Alexandrischen Schule christlicher Theologie, in der steht:

„Es ist gut, weder Wein zu trinken, noch Fleisch zu essen. Sowohl der heilige Paulus wie auch die Pythagoreer lehrten, daß dies eine unreine Nahrung ist. Die aus den Fleischtöpfen emporsteigenden Dämpfe verdunkeln die Seele … Eine Stimme flüsterte Paulus zu: ‚Zerstöre nicht das Werk Gottes um der Nahrung willen. Wenn du ißt und trinkst, dann tue es stets, um Gott zu ehren.'"

Viele urchristliche Gruppen wie die jüdisch-christliche Gemeinschaft, die Gnostiker, die Ebioniter und die Montanisten, ernährten sich vegetarisch. Kirchenväter wie Tertullian, der heilige Johannes von Chrysostomos, Clemens von Alexandrien, Origenes, der heilige Benedikt, Eusebius, Plinius, Papias, Cyprian und Pantänus sahen den Vegetarismus als Bestandteil des Christentums. Es ist kein Wunder, daß sich die großen christlichen Persönlichkeiten der ersten Jahrhunderte nach Christi vegetarisch ernährten, da sie noch von den direkten Lehren beeinflußt wurden.

Einer der bedeutendsten Vertreter des lateinischen Christentums war der um 155 n. Chr. in Karthago geborene Florens Tertullian. Sein spirituelles Verständnis war so tief, daß ihn der Bischof Karthagos als den „Meister" bezeichnete. In dem Buch *Ethics of Diet* wird Tertullian mit den Worten zitiert:

„Wie kannst du glauben, Christus habe mit ebenso maßloser Lust gegessen und getrunken wie du. Er, der die Hungrigen und Durstigen segnete, der den Willen seines göttlichen Vaters ausführte, hat sich selbstverständlich abstinent gehalten – er wies die Menschen an, sich von jener Kraft zu nähren, die das ewige Leben ermöglicht. Er führte sie in ihren Gebeten dazu, nicht um Fleischnahrung, sondern um Brot zu bitten."

Die historischen Beweise aus den Schriften der frühen christlichen Lehrer und des jüdischen Philosophen Philo, den Schriftrollen des Toten Meers, den von Ouseley und Székely übersetzten Evangelien sowie den Werken des katholischen Historikers Epiphanius deuten darauf hin, daß Jesus, seine Familie und die

Essenergemeinde, in der sie lebten, wie auch seine zwölf Jünger und die ersten Christen Vegetarier waren. Die Prophezeiung über den Heiland in Jesaja 7,14–15 verkündet bereits, daß sich Jesus vegetarisch ernähren würde:

„Darum so wird euch der Herr selbst ein Zeichen geben: Siehe, eine Jungfrau ist schwanger und wird einen Sohn gebären, den wird sie heißen Immanuel.

Butter und Honig wird er essen, wann er weiß, Böses zu verwerfen und Gutes zu erwählen."

Es deutet vieles darauf hin, daß Jesus nicht nur Vegetarier war, sondern auch den Vegetarismus als Teil seiner Lehre ansah. Dies entspricht seiner Liebe zu allen Geschöpfen Gottes, dem Gebot „Du sollst nicht töten" (weder Mensch noch Tier), den ursprünglichen Anweisungen über die den Menschen zugedachte Nahrung aus Genesis 1,29 und seiner im Tempel gezeigten Ablehnung von Tieropfern. Jesus lehrte, daß wir Mitgefühl mit allen Kreaturen Gottes haben sollten. Durch sein Beispiel zeigte er den Menschen, was wahre Menschlichkeit ist: gütig und vergebend zu sein und keine lebendigen Wesen zu töten. Das Schlachten von Tieren ist zutiefst unmenschlich.

Obgleich vieles auf die vegetarische Ernährung Jesu hindeutet, gibt es keine endgültigen Beweise. Können Sie sich jedoch vorstellen, daß der Sohn Gottes etwas weniger Vollkommenes lehren könnte als Mitgefühl und Barmherzigkeit gegenüber der gesamten Schöpfung?

Christliche Vegetarier der Gegenwart

Heutzutage gibt es die Adventisten vom Siebenten Tag, die sich als Christen vegetarisch ernähren. John Wesley, der Gründer des Methodismus, war ebenso Vegetarier wie Sylvester Graham, der in den Vereinigten Staaten sehr bekannte presbyterianische Pfarrer. Das wahrscheinlich erste Buch über Vegetarismus, welches in den USA erschien, stammte von William Metcalf, einem Pastor der Bible Christian Church of England. Christliche Mönche wie Trappisten und Benediktiner ernähren sich ebenso vegetarisch wie die Universelle Christliche Gnostikerbewegung und die Gemeinde der Rosenkreuzer. Noch immer verzichten viele Franziskanermönche auf Fleisch, obwohl ihnen seit dem Ökumenischen Konzil von 1965 das Fleischessen erlaubt ist. In einem an der Brown-Universität im September 1990 gehaltenen Vortrag erklärte Bischof Desmond Tutu auf elegante und beeindruckende Weise die Bedeutung des Vegetarismus für den Weltfrieden und die Gleichheit aller Kinder Gottes. Sinngemäß sagte er, in Gottes Garten seien alle Vegetarier. Und da der Vegetarismus Gottes ursprünglichem Plan entspricht, wird er trotz der vorübergehenden Verstöße wieder die alleinige Nahrung der Menschen werden!

Ellen White war eine fromme Christin, der im Juni 1863 offenbart wurde, welche Veränderungen in der Lebensführung der Adventistenbewegung vorzunehmen seien. Die Informationen aus dieser „Otsega-Vision" bilden das Fundament für die Ernährung und Gesundheit der Adventistengemeinde. Ellen White behauptet, ihre Botschaft direkt von Gott erhalten zu haben. Es heißt, ihre Eingebungen seien ihr von Engelsbotschaftern überbracht worden, vornehmlich vom Engel Gabriel. Ihre Offenbarungen trugen viel zum Wachstum ihrer Gemeinde bei. Allerdings gilt der Vegetarismus nicht als Vorbedingung für die Mitgliedschaft bei den Adventisten vom Siebenten Tag.

Ellen White war überzeugt davon, daß eine maßvolle vegetarische Ernährung uns dabei unterstützt, ein spirituell ausgerichtetes, sensibles, ethisches und gesundes Leben zu führen. Sie hielt es für wichtig, sich niemals zu überessen, auch nicht mit gesunden Lebensmitteln. Sie riet davon ab, stimulierende Produkte wie Kaffee oder bewußtseinsverändernde Substanzen und Drogen einzunehmen.

Ellen White hielt die Gesunderhaltung des eigenen Körpers für die Pflicht eines jeden Christen. In der 1976er Ausgabe der *Seventh Day Adventist Encyclopedia* heißt es:

„Die Adventisten vom Siebenten Tag glauben, daß sich Christen um ihre Gesundheit bemühen sollten. Nicht, weil dies eine zeremonielle oder legalistische Bedeutung hätte, sondern vielmehr aus dem praktischen Grund, daß man mit einem gesunden Körper Gott und seinem Nächsten am besten dienen kann … Gesundheit hat zur Religion insofern einen Bezug, als sie den Menschen einen klaren Geist und einen kräftigen Körper ermöglicht, mit denen sich der Wille Gottes leichter verstehen und ausführen läßt … Adventisten vom Siebenten Tag glauben, daß bei der gefallenen Menschheit alle drei Aspekte der menschlichen Natur – der körperliche, der intellektuelle und der spirituelle – beeinträchtigt sind, und daß Jesus gekommen ist, um das Verlorene wiederzubringen und den ganzen Menschen zu retten."

In ihrem Buch *Counsels on Diet and Foods*, Abschnitt 111, schreibt Ellen White:

„Getreide, Früchte, Nüsse und Gemüse sind die uns vom Schöpfer zugedachten Lebensmittel. Diese Nahrung, die so einfach und natürlich wie möglich sein sollte, ist unserer Gesundheit am zuträglichsten. Sie gibt uns Kraft, Ausdauer und schärft unseren Intellekt. Sie ist daher geeigneter als jede komplexe und stimulierende Kostform."

In Abschnitt 112 wird sie noch genauer:

„Gott gab unseren ersten Eltern (Adam und Eva) die Nahrung, die Er für die Menschen vorgesehen hat. Es entspricht nicht Seinem Plan, irgendeiner Kreatur das Leben zu nehmen. Im Garten Eden sollte es keinen Tod geben. Die Früchte der Bäume liefern alles, was die Menschen benötigen."

In Abschnitt 115 schreibt sie über ihre Vision:

„Immer wieder wurde mir gezeigt, daß Gott Seine Menschen zurückführt zu Seinem ursprünglichen Plan, der den Verzehr

des Fleisches toter Tiere nicht vorsieht. Er zeigt uns einen besseren Weg ... Wenn Fleisch gemieden wird und wir eine Wertschätzung für natürliche Nahrung wie Früchte und Getreide entwickeln, wird es bald wieder so sein, wie Gott es anfänglich geplant hatte. Seine Menschen werden kein Fleisch mehr verzehren.“

Ellen White lehrte, daß die Ernährung unsere spirituelle und moralische Sensibilität, unsere geistige Klarheit sowie unsere charakterliche Integrität beeinflußt. Nur eine reine Nahrung vermag das spirituelle Leben optimal zu fördern. In Abschnitt 95 sagt sie:

„Schlechtes Blut schwächt die moralische und intellektuelle Kraft und regt die niederen Triebe an. Eine rastlos machende Ernährung sollten wir uns nicht erlauben, denn sie schadet der Gesundheit von Körper und Seele ... Du füllst deinen Teller mit Nahrung, die deine Verdauungsorgane strapaziert, deine tierischen Triebe anregt und dich moralisch und intellektuell schwächt. Reichhaltige Speisen und Fleisch schaden dir nur ... Ich bitte euch inständig im Namen Jesu, euer Haus und euer Herz zu reinigen. Laßt die Wahrheit des göttlichen Ursprungs euch erheben und heiligen – Körper, Geist und Seele. Enthaltet euch der Gelüste des Fleisches, die gegen die Seele Krieg führen.“

In Abschnitt 92 heißt es:

„Übermäßiges Essen stärkt die tierischen Neigungen und gibt ihnen die Macht über die mentalen und spirituellen Kräfte ... Der heilige Petrus ermahnte uns, den Gelüsten des Fleisches nicht nachzugeben, da sie der Seele schaden.“

Die Lehre, nach der unsere Ernährung unsere spirituelle Sensibilität beeinflußt, steht im Einklang mit den authentischen Lehren Jesu. Im *Friedensevangelium der Essener* beschreibt Jesus Rohkost und Vegetarismus als Bestandteil eines harmonischen spirituellen Weges. Obgleich diese erst in diesem Jahrhundert von Dr. Székely übersetzte Schrift Ellen White noch nicht zur Verfügung stand, nimmt sie indirekt Bezug auf die in ihr enthaltenen Lehren. In Abschnitt 73 schreibt sie:

> *„Der Erlöser der Welt wußte, daß übermäßiges Essen körperliche Schwäche hervorruft und die Wahrnehmungsorgane derartig betäubt, daß das Heilige und Ewige nicht mehr erkannt wird."*

Der wichtigste Punkt in Ellen Whites Lehre ist, daß der Zeitpunkt für die Menschheit gekommen ist, um zu der von Gott in Genesis 1,29 beschriebenen Ernährung zurückzukehren. Eine höhere Kraft führte Ellen White dazu, den Menschen das Verständnis für die positiven Wirkungen der vegetarischen Ernährung auf Körper, Emotionen, Geist und Seele zu vermitteln und sie auf die Wiederkunft des Heilands vorzubereiten.

Im von G. H. Ouseley übersetzten Urevangelium spricht Jesus in Abschnitt XXXVIII, Vers 4:

„Daher sage ich allen, die meine Schüler sein wollen, vom Blutvergießen abzusehen und kein Fleisch in euren Mund aufzunehmen. Denn Gott ist gerecht und großzügig. Er bestimmt, daß die Menschen allein von den Früchten und Samen der Erde leben sollen."

Denken Sie daran:

„Es ist viel besser, glücklich zu sein, als unsere Körper zur Grabstätte der Tiere zu machen."

Clemens von Alexandrien
(160–240 n. Chr.)

8

Der Vegetarismus in den Weltreligionen

Der Vegetarismus ist insbesondere in den Ursprüngen vieler Weltreligionen als wichtige Lehre enthalten. Auf der ganzen Welt sind Menschen unabhängig voneinander zu der Einsicht gekommen, daß eine vegetarische Ernährung Frieden, Harmonie, Gesundheit und spirituelles Wachstum fördert. Sind Sie bereit, das Leid in der Welt zu verringern, indem Sie sich auf eine vegetarische Lebensweise umstellen?

Universelles Mitgefühl für alle Geschöpfe Gottes entspricht den höchsten Idealen vieler Weltreligionen. Im Zoroastrismus, Buddhismus, Hinduismus, Jainismus, Sikhismus und bei den Pythagoreern wird der Vegetarismus als wichtig angesehen. Gegenwärtig praktizieren nicht alle Buddhisten und Sikhs eine vegetarische Ernährung. Dies hat womöglich ähnliche Gründe wie im Judaismus und im Christentum. Allerdings waren die Aussagen Buddhas zum Vegetarismus unmißverständlich.

In der Lankavatar-Sutra heißt es:

> *„Um der Reinheit willen sollte ein Boddhisattva kein Fleisch essen … Aus Angst davor, anderen lebendigen Wesen Leid zuzufügen, sollte ein Boddhisattva, der sich um Mitgefühl bemüht, kein Fleisch essen … Es ist unwahr, daß Fleisch gute Nahrung ist und gegessen werden darf, wenn man das Tier nicht selbst getötet oder die Tötung nicht selbst angeordnet hat … Es wird vielleicht zukünftig Menschen geben, die sich unter dem Einfluß des Fleischgeschmacks wohlklingende Argumente ausdenken, um das Fleischessen zu rechtfertigen … Doch das Fleischessen ist in jeglicher Form grundsätzlich und einschränkungslos untersagt … Das Fleischessen habe ich niemandem erlaubt und werde es auch nie erlauben."*

In der Surangama-Sutra steht:

> *„Nach meinem Parinirvana (absolute Erleuchtung) werden in der letzten Kalpa (Zeitepoche) verschiedene Arten von Geistern überall erscheinen. Sie werden die Menschen täuschen und ihnen sagen, daß sie Fleisch essen und trotzdem die*

Erleuchtung erlangen können ... Wie kann ein Bhikshu (Sucher), der andere erlösen möchte, vom Fleisch fühlender Wesen essen?"

In der Mahaparinirvana-Sutra wird die Bedeutung des Vegetarismus für den Buddhismus und alle Religionen auf den Punkt gebracht:

„Das Fleischessen zerstört den Keim des Mitgefühls."

Der heutige Dalai Lama hat mehrfach auf die Wichtigkeit hingewiesen, anderen fühlenden Wesen, also auch den Tieren, kein Leid zuzufügen. Er hält den Fleischverzicht für einen Bestandteil der buddhistischen Gewaltlosigkeit. Obwohl in der tibetischen Kultur Fleisch gegessen wird, ernähren sich die meisten Buddhisten vegetarisch. Seit die tibetischen Buddhisten im Exil leben, sollten sie nach Meinung des Dalai Lama gemeinsam mit allen Buddhisten auf Fleisch verzichten. Der Dalai Lama selbst will sich ebenfalls auf Vegetarismus umstellen.

Im Jainismus wird Ahimsa, die Gewaltlosigkeit, als besonders wichtig angesehen. Daher sind die Anhänger dieser Religion seit Jahrhunderten ihrer vegetarischen Lebensweise treu geblieben. Manche Jainmönche sind den Idealen der Gewaltfreiheit so hingegeben, daß sie einen Mundschutz tragen, um nicht aus Versehen ein Insekt zu verschlucken, und den Boden vor sich fegen, um auf keine lebendigen Kreaturen zu treten.

Der viele Jahrtausende alte Zoroastrismus ist wahrscheinlich die älteste Religion der aufgezeichneten Geschichte. Er lehrt die Prinzipien einer ausgeglichenen Lebensführung. Bestandteile hiervon sind die vegetarische Ernährung und ein ökologisches Bewußtsein. In dieser Religion wurde der Titel Zoroaster den großen Weisen verliehen. Meist ist mit dieser Bezeichnung jedoch ihr letzter spiritueller Lehrer gemeint, der um 600 v. Chr. lebte und sich für die vegetarische Lebensweise einsetzte.

Der im 15. Jahrhundert von Guru Nanak gegründete Sikhismus unterlag auch islamischen Einflüssen. Die Sikhs praktizieren keinen strikten Vegetarismus. Swaran Singh Sanehi schreibt in seinem Buch *Vegetarianism in Sikhism*, daß die Lehren Guru Nanaks mit vegetarischer Ernährung im Einklang stehen. Guru Nanak hielt das Fleischessen für ungeeignet, inbesondere für spirituelle Sucher und Meditierende.

Die 3HO-Golden-Temple-Bewegung ist eine der größten Organisationen des Sikhismus im Westen, deren Anhänger sich rein vegetarisch ernähren. Auch die Namdhari-Bewegung verzichtet auf Fleisch.

Vegetarismus im Islam

Obgleich der Islam die vegetarische Ernährung nicht ausdrücklich empfiehlt, findet sie dennoch Erwähnung. Mohammed wird mit den Worten zitiert:

> *„Wer gegenüber einem Tier Mitleid fühlt, dem wird auch Gott Mitleid schenken."*

Die frühen Biographen des Propheten Mohammed bringen sein universelles Mitgefühl mit der gesamten Schöpfung zum Ausdruck. Er sprach sich gegen die Mißhandlung der Kamele und die Verwendung von Vögeln als Zielscheiben aus. Im Koran (Sure 6,38) heißt es:

> *„Wahrlich, kein Tier gibt es und keinen Vogel, der mit seinen Schwingen fliegt, die nicht Völker wie ihr wären."*

Von Mohammed heißt es, er habe vegetarische Nahrung bevorzugt. Oft ernährte er sich wochenlang von Granatäpfeln, Weintrauben und Feigen. Jäger soll er dazu angehalten haben, die Tiere zu verschonen. Außerdem sagte Mohammed:

> *„Belohnt werdet ihr, wenn ihr lebenden Geschöpfen Gutes tut."*

Nicht nur Mohammed war dem Vegetarismus im Islam zugeneigt. Der brillante muslimische Philosoph Al-Ghassali (1058–1111 n. Chr.) schrieb:

> *„Mitgefühl beim Essen führt zu einem Leben voller Mitgefühl."*

Obwohl der Vegetarismus nicht Bestandteil des Sufismus ist, ernähren sich viele Sufis (islamische Mystiker) aus spirituellen Gründen vegetarisch. Die sufische Mystikerin Hazrat Rabia Basri wurde oft von Tieren umringt, wenn sie im Wald meditierte. Eines Tages näherte sich ihr ein Schüler, und sofort liefen alle Tiere davon. Dies tat ihm leid, also befragte er seine Meisterin nach dem Grund. Sie fragte, was er an jenem Tag gegessen hatte. Als er zugab, tierisches Fett zu sich genommen zu haben, erklärte Rabia, daß Tiere vor denjenigen davonlaufen, die ihr Fleisch essen.

Die Sufis als Gruppe praktizieren jedoch keine vegetarische Lebensweise. So bleibt es jedem einzelnen überlassen, den Vegetarismus zum Bestandteil des spirituellen Weges zu machen.

M. R. Bawa Muhaiyaddeen, der von vielen als islamischer Heiliger angesehen wird, beschreibt in seinem Buch *The Tasty Economical Cookbook – Volume II* seine Einstellung zum Vegetarismus:

> *„Ein wahrer Mensch muß gegenüber allem Leben Mitgefühl empfinden. Es gibt so viele Möglichkeiten, reine Nahrung zu essen, ohne andere Lebewesen zu töten oder ihnen Leid zuzufügen … Wenn ein Mensch Fleisch ißt, wird er die Eigenschaften von den Tieren, die er verzehrt, übernehmen … Dadurch entstehen Aggressionen und Rastlosigkeit. Das tierische Blut wird sich mit dem menschlichen Blut vermischen … Diese tierischen Triebe sind es, die einen Menschen dazu bringen, einen anderen Menschen zu ermorden und Leid und Unheil zu verbreiten."*

In einem unveröffentlichten Vortrag beantwortete Bawa Muhaiyaddeen die Frage nach der Bedeutung des Vegetarismus im

Islam und Sufismus. Er bezeichnet die vegetarische Ernährung als natürliches Ergebnis des Strebens nach spiritueller Bewußtseinsentwicklung:

„Wenn ein Mensch die vollkommene Weisheit erlangt hat und einen Bewußtseinszustand erreicht, in dem er selbst im Geiste keinem Leben Schaden zufügt, wird er auch im Äußeren kein Leid mehr verursachen. Er wird ein tiefes Mitgefühl mit allen Lebewesen empfinden und weder in Gedanken noch in Taten andere verletzen. Weisheit, Klarheit und das Licht Gottes erfüllen das Bewußtsein. Das ist der Sufismus. Der Mensch ist ein gefährliches Tier. Erst, wenn er sein Verhalten ändert, wird er ein guter, ein wahrer Mensch sein. Ein solcher Mensch denkt nicht an das Töten oder Besiegen eines anderen Lebens. Er trachtet nicht danach, anderen Lebewesen zu schaden und ihnen Leid zuzufügen. In Gedanken wie in Taten lebt er ohne Gewalt. Wenn ein Individuum die Weisheit und die Eigenschaften eines wahren Menschen, eines Erleuchteten, entwickelt hat, erreicht er die erhabene Ebene Gottes. Die Dunkelheit in ihm ist verschwunden und er liebt seinen Nächsten wie sich selbst. Wenn er alle anderen Lebewesen liebt wie sich selbst, wird er niemals wieder töten. Auch wird er anderen keinen Schmerz mehr verursachen. Da er fühlt, daß ein anderes Leben auch sein eigenes ist, wird er niemals Fleisch essen. Ein solcher Mensch wird kein Fleisch essen. Er wird weder anderen Menschen schaden noch Tiere töten oder verzehren. Manche Menschen essen keine Tiere, verursachen jedoch ihren Mitmenschen Leid.“

Die gleichen Schwierigkeiten, die im Judaismus und im Christentum bestehen, gibt es offensichtlich auch im Islam. Die in den Anfängen der Religionen praktizierte vegetarische Lebensführung bedeutet für die heutigen Menschen eine oftmals zu große Umstellung. Bawa Muhaiyaddeen betont jedoch:

„Der Prophet kam und sagte den Menschen: ‚Tötet nicht. Es ist eine Sünde. Ihr nehmt anderen das Leben.‘“

Da die Menschen nicht in der Lage waren, seinen Lehren zu folgen, erlaubte Mohammed schließlich den Fleischverzehr. Ebenso wie im Judaismus wurden einschränkende Regeln aufgestellt, die das Ausmaß des Tötens von Tieren begrenzen. Diese heißen „qurban" und fordern, daß man ein Tier nur schlachten darf, wenn man zuvor bestimmte Gebete aufgesagt hat. Außerdem muß man dem Tier in die Augen sehen, während man ihm das Leben nimmt.

Ebenso wie bei den jüdischen Speisegeboten werden im Koran verbotene Nahrungsmittel aufgelistet. Demgegenüber wird nicht näher ausgeführt, welche Lebensmittel man zu sich nehmen soll. Die Verbote beziehen sich jedoch auf Fleischnahrung, und es gibt komplizierte Regeln für die Zubereitung von Fleisch. Dadurch kann man nicht mehr so viele Tiere töten, und das Fleischessen wird wesentlich aufwendiger als vegetarische Kost. Weder in den muslimischen noch in den jüdischen Schriften gibt es Einschränkungen des Vegetarismus. Da Allah als gnädig und mitfühlend verehrt wird, stehen eine vegetarische Ernährung und andere Formen des Mitgefühls gegenüber Tieren im Einklang mit den islamischen Lehren. Obwohl der Islam die Massen ebensowenig zum Vegetarismus aufruft wie viele andere Religionen, entspricht eine fleischlose Ernährung seinen zentralen Lehren.

Hinduismus und vegetarische Ernährung

Der Hinduismus ist eine der Religionen, in der bis zum heutigen Tag der Vegetarismus als sehr wichtig gilt. Es gibt etwa 550 Millionen hinduistische Vegetarier. Fleischlose Kost ist ein Bestandteil des in den Veden beschriebenen spirituellen Weges. Die vedischen Schriften werden auf ein Alter von sechs- bis achttausend Jahren geschätzt. Sie bilden die Grundlage für unzählige spirituelle Wege, die zur hinduistischen Religion gehören. Der Vegetarismus ist auch ein Bestandteil des Yoga und der ayurvedischen Medizin, die ebenfalls auf den Veden basieren. Im Ayurveda werden drei Ernährungsformen unterschieden. Eine davon, die sattvische Ernährung, unterstützt den inneren Frieden und die spirituelle Entwicklung. Sie ist eine rein vegetarische Kostform. Das Prinzip des Ahimsa, der Gewaltlosigkeit, ist eine weitere treibende Kraft des Vegetarismus in Indien. Ahimsa könnte man als ein dynamisches Mitgefühl mit allem Leben definieren. Mahatma Gandhi, einer der berühmtesten Fürsprecher der vegetarischen Ernährung, lehrte Wahrhaftigkeit und Mitgefühl als die beiden Säulen des Ahimsa.

Die folgenden Zitate zeigen, welche Bedeutung dem Vegetarismus in den vedischen Schriften beigemessen wird. Die Veden lehren Mitgefühl, Respekt und Gewaltlosigkeit gegenüber der gesamten Schöpfung Gottes:

> *„In Anbetracht der Herkunft von Fleischnahrung und der Grausamkeit des Tötens von fühlenden Wesen sollen die Menschen dem Fleischverzehr gänzlich entsagen."* Manusmriti 5,49

> *„Benutze deinen Gott-gegebenen Körper nicht dazu, Gottes Kreaturen zu töten, egal, ob Mensch oder Tier."*
>
> Yajur Veda 12,32

> *„Indem man keine lebenden Wesen tötet, wird man der Erlösung würdig."* Manusmriti 6,60

Das Prinzip des Ahimsa findet sich auch in Buddhas achtteiligem Pfad, welcher seit Jahrtausenden für die Prinzipien eines gewaltfreien, mitfühlenden Lebens steht. In seinem Buch *Ahimsa* zitiert Nathaniel Altman Buddha mit den Worten:

> *„Ihn nenne ich Brahmin, der frei ist von Ärger, bereitwillig Vorwürfe über sich ergehen läßt und alles Leid erduldet, das ihm grundlos zugefügt wird. Ihn nenne ich Brahmin, der keine lebendigen Wesen tötet oder töten läßt."*

Obwohl es meist im Westen mit Gewaltlosigkeit übersetzt wird, hat Ahimsa im Osten eine noch weitreichendere Bedeutung.

Ahimsa schließt eine aktive Rolle in der Welt ein, durch die man sein dynamisches Mitgefühl mit allem Leben ausdrückt. Gewaltlosigkeit ohne den dynamischen Aspekt wird eher mit Passivität und Zurückhaltung gleichgesetzt. Ahimsa beschreibt das Handeln aus dem mitfühlenden Bewußtsein heraus. Es bedeutet auch Ehrfucht vor dem Leben. Diese Ehrfurcht vor Gottes Schöpfung bestimmt das Denken, Fühlen und Handeln in allen Lebenssituationen. Es schließt die persönliche Verantwortung mit ein, sich für das Wohlergehen aller lebenden Wesen einzusetzen. Obgleich es häufig nur als Mitgefühl unter Menschen interpretiert wird, ist Ahimsa auch das Mitgefühl mit der Erde und all ihren Lebensformen.

Bei der Diskussion über Ahimsa und Vegetarismus taucht mitunter die Frage auf, ob es rechtmäßig sei, Pflanzen zu töten. Seit der Veröffentlichung des Buches *Das geheime Leben der Pflanzen*, in dem die von Pflanzen bei der Ernte und Zerstückelung empfundenen Schmerzen wissenschaftlich dokumentiert werden, beschäftige ich mich mit diesem Thema. Um zu überleben, müssen die meisten von uns Pflanzen essen. Es ist kaum möglich zu existieren, ohne der Erde ein gewisses Maß an Schmerz zuzufügen. Allerdings erscheint es mir gewagt, das blutige Schlachten einer Kuh mit dem Ernten und Verzehr einer Karotte zu vergleichen. Selbst ein noch so hartherziger Mensch wird einsehen, daß die Gewalt und der Schmerz in diesen beiden Fällen Welten voneinander entfernt sind.

Ein Vegetarier verursacht weniger Leid als ein Fleischesser, da er sich nicht an der systematischen Ausbeutung von Milliarden von Tieren beteiligt. Nach Angaben des US-amerikanischen Landwirtschaftsministeriums werden in den Vereinigten Staaten pro Jahr 4,5 Milliarden Kühe, Kälber, Schafe, Lämmer, Schweine, Hühner, Enten und Truthähne geschlachtet. Zudem werden für einen Vegetarier auch weniger Pflanzen benötigt als für einen Fleischesser, da jedes Nutztier vor seiner Schlachtung Tausende von Pflanzen frißt. Es macht einen großen Unterschied, ob man sich aus Profitgier oder Verlangen nach Fleischnahrung an der Ausbeutung der Tiere beteiligt, oder ob man einfach und friedlich vegetarisch lebt, so daß auch andere, nicht zuletzt unsere Mutter Erde, leben und überleben können.

Womöglich gibt es keine absolute Gewaltfreiheit, während man in einem physischen Körper lebt. Vegetarier verursachen jedoch erheblich weniger Leid und ökologische Zerstörung als Fleischesser. Allerdings sind Früchteesser in dieser Hinsicht noch achtsamer, da sie der Pflanze nicht das Leben nehmen, wenn sie Früchte pflücken. Und die wenigen, die nur von Wasser und Luft leben, verursachen noch weniger Leid als Früchteesser. Ahimsa ist ein Prinzip, bei dem es darum geht, immer weniger Disharmonie und Schmerz in der Welt zu erzeugen. Gleichzeitig steht es für das aktive Streben nach einem Leben in Harmonie, Mitgefühl und Liebe. Theoretisch gibt es keine Grenze, jenseits deren wir unseren Mitgeschöpfen keinerlei Leid mehr zufügen. Dies könnte zu endlosen Schuldgefühlen führen. Vielleicht wurde uns deshalb Genesis 1,29 gegeben – Gottes Anweisung zu vegetarischer Ernährung. Als Vegetarier können wir ein friedfertiges, schuldfreies Leben auf dieser Erde führen.

Mutter Erde beschenkt uns reichhaltig, um unser physisches Überleben sicherzustellen. Es erfüllt mich mit Demut und Dankbarkeit zu sehen, welche Opfer sie um unseretwillen bringt. Daher bemühe ich mich, ihr nur das abzuverlangen, was ich wirklich benötige. Indem wir so wenig Leid und Zerstörung wie möglich verursachen, tragen wir unseren Teil dazu bei, die Existenz aller Lebensformen auf dieser Erde zu sichern.

Literaturverzeichnis

Ernährung allgemein:

Paavo Airola: *Natürlich gesund. Ein praktisches Handbuch biologischer Heilmethoden.* Rowohlt. Reinbek bei Hamburg, 1987.

Paavo Airola: *Are You Confused.* Health Plus Publishers. Phoenix, Arizona, 1971.

Paavo Airola: *Hypoglycemia: A Better Approach.* Health Plus Publishers. Phoenix, Arizona, 1977.

Paul Bragg und Patricia Bragg: *Apple Cider Vinegar Health System (revised).* Health Science. Santa Barbara, Kalifornien, 1989.

Otto Buchinger: *Vegetarische Kost als Heil- und Dauernahrung.* 41.–44. Auflage. Bruno Wilkins Verlag, Bad Bevensen.

Gabriel Cousens: *Ganzheitliche Ernährung und ihre spirituelle Dimension.* Edition Sternenprinz. Verlag Hans-Jürgen Maurer. Frankfurt, 1995.

Harvey und Marilyn Diamond: *Fit fürs Leben. Gesund und schlank ein Leben lang.* 4. Auflage. Waldthausen Verlag. Ritterhude, 1989.

Arnold Ehret: *Die schleimfreie Heilkost.* Waldthausen Verlag. Ritterhude, 1988.

Michael Klaper: *Vegan Nutrition: Pure and Simple.* Gentle World, Inc. Umitilla, Florida, 1987.

Viktoras Kulvinskas: *Leben und Überleben. Kursbuch ins 21. Jahrhundert.* 6. Auflage. F. Hirthammer Verlag. München, 1992.

Michio Kushi: *Der makrobiotische Weg. Das vollständige makrobiotische Diät- und Übungsbuch.* Bauer Verlag. Freiburg i. Br., 1986.

John McDougall: *The McDougall Plan.* New Wind. Clinton, New Jersey, 1983.

John Robbins: *Ernährung für ein neues Jahrtausend.* 3. Auflage. Hans-Nietsch-Verlag. Waldfeucht, 1995.

David Steinman: *Diet for a Poisoned Planet.* Harmony Books. New York, 1990.

Lothar Wendt: *Gesund werden durch Abbau von Eiweißüberschüssen.* 3. Auflage. Schnitzer Verlag. St. Georgen im Schwarzwald.

Ann Wigmore: *The Hippocrates Diet.* Avery Publishing Group. Wayne, New Jersey, 1984.

Fasten:

Paavo Airola: *How to Keep Slim, Healthy and Young with Juice Fasting.* Health Plus Publishers. Phoenix, Arizona, 1971.

Paul Bragg und Patricia Bragg: *The Miracle of Fasting.* Health Science. Santa Barbara, Kalifornien, 1989.

Allan Cott: *Fasting: The Ultimate Diet.* Bantam Books. New York, 1975.
Allan Cott: *Fasting as a Way of Life.* Bantam Books. New York, 1981.
H.E. Kirschner: *Live Food Juices.* H.E. Kirschner Publications. Monrovia, Kalifornien, 1975.
Edmond Bordeaux Székely: *The Essene Science of Fasting and The Art of Sobriety.* International Biogenic Society. USA, 1971.
N.W. Walker: *Raw Vegetable Juices.* Pyramid Books. New York, 1972.

Ayurveda:

Gabriel Cousens: *Individuelle Ernährung mit Ayurveda.* Edition Sternenprinz im Hans-Nietsch-Verlag. Waldfeucht, 1997.
Deepak Chopra: *Ayurveda.*
Deepak Chopra: *Die Körperzeit.*
Dr. Vasant Lad: *Ayurveda, The Science of Self-Healing.* Lotus Press. Santa Fe, New Mexico, 1984.
Dr. Robert E. Svoboda: *Prakruti, Your Ayurvedic Constitution.* Geocom. Albuquerque, New Mexico, 1989.

Gesundheit allgemein:

Gabriel Cousens: *Sevenfold Peace.* H.J. Kramer. Tiburon, Kalifornien, 1989.
Gabriel Cousens: *Ganzheitliche Ernährung und ihre spirituelle Dimension.* Edition Sternenprinz. Verlag Hans-Jürgen Maurer. Frankfurt, 1995.
Susan Smith Jones: *Choose to Live Peacefully.* Celestial Arts. Berkeley, Kalifornien, 1987.
Susan Smith Jones: *Choose to Be Healthy.* Celestial Arts. Berkeley, Kalifornien, 1987.

Die Lehren der Essener:

Edmond Bordeaux Székely: *Das Friedens Evangelium der Essener.* Mandala Media. Rheinfelden, Schweiz, 1996.
Edmond Bordeaux Székely: *Das geheime Evangelium der Essener.* Mandala Media. Rheinfelden, Schweiz, 1997.
Edmond Bordeaux Székely: *Die Lehren der Essener.* Mandala Media. Rheinfelden, Schweiz, 1997.
Edmond Bordeaux Székely: *Die unbekannten Schriften der Essener.* Mandala Media. Rheinfelden, Schweiz, 1996.
Edmond Bordeaux Székely: *Die verlorenen Schriftrollen der Essener.* Mandala Media. Rheinfelden, Schweiz, 1996.
Edmond Bordeaux Székely: *The Essene Way — Biogenic Living.* International Biogenic Society. USA, 1989.
Edmond Bordeaux Székely: *Scientific Vegetarianism.* International Biogenic Society. USA, 1971.

Vegetarismus:

G. J. Ouseley: *Das Evangelium des vollkommenen Lebens.* 5. Auflage. Humata Verlag Harold S. Blume. Bern, 1974.

Richard Schwartz: *Judaism and Vegetarianism.* Micah Publications. Marblehead, Massachusetts, 1988.

Charles Vaclavik: *The Vegetarianism of Jesus Christ.* Kaweah Publishing Company. Three Rivers, Kalifornien, 1986.

Ellen White: *Counsels on Diet and Foods.* Review and Herald Publishing Association. Takoma Park, Washington, DC, 1938.

Enzyme:

Dr. Edward Howell: *Enzyme Nutrition, The Food Enzyme Concept.* Avery Publishing Group. Wayne, New Jersey, 1985.

Dr. Edward Howell: *Food Enzymes for Health and Longevity.* Omangod Press. Woodstock Valley, Connecticut, 1946.

Humbart Santillo: *Food Enzymes, The Missing Link.* Hohm Press. Prescott Valley, Arizona, 1987.

Rohkosternährung:

Gabriel Cousens: *Ganzheitliche Ernährung und ihre spirituelle Dimension.* Edition Sternenprinz. Verlag Hans-Jürgen Maurer. Frankfurt, 1995.

Leslie und Susannah Kenton: *Kraftquelle Rohkost.* Heyne Verlag. München, 1987.

Viktoras Kulvinskas: *Leben und Überleben. Kursbuch ins 21.Jahrhundert.* 6. Auflage. F. Hirthammer Verlag. München, 1992.

Ann Wigmore: *The Hippocrates Diet.* Avery Publishing Group. Wayne, New Jersey, 1984.

Säure-Basenhaushalt:

Gabriel Cousens: *Ganzheitliche Ernährung und ihre spirituelle Dimension.* Edition Sternenprinz. Verlag Hans-Jürgen Maurer. Frankfurt, 1995.

Dr. M.Ted Morter, jr.: *Your Health Your Choice.* Fell Publishers, Inc. Hollywood, Florida, 1990

Dr. Gabriel Cousens

Bewusst essen

Band 1

Individuelle Ernährung mit Ayurveda

Ausführliche Beschreibung der ayurvedischen Konstitutionstypen
Fragebogen zur Ermittlung des eigenen Konstitutionstypus
Detaillierte Nahrungsmitteltabellen
Säure-Basen-Gleichgewicht
Fasten als Nahrung für die Seele
Die Wirkung der Nahrung auf Körper, Geist und Seele

Band 3

Der Weg zum Vegetarier

In 4 Schritten zum Vegetarier
Enzyme für Gesundheit und Langlebigkeit
Wasser
Rohkost
Lebendige Nahrung
Schutz vor Strahlung durch Ernährung

Band 4

Die Kunst der Zubereitung von lebendiger Nahrung

Rezepte für Obst, Gemüse, Salate, Dicksäfte, Samenjoghurt und -käse, Meeresgemüse, Soßen, Dips und Brotaufstriche

Band 3 und 4 erscheinen im Herbst 98/Frühjahr 99

Dr. Gabriel Cousens

Ganzheitliche Ernährung und ihre spirituelle Dimension

Im Gegensatz zu vielen anderen Ernährungsratgebern, die niemals wirklich über den mechanistisch-materiellen Ansatz hinausgehen und die Wirkung von Nahrungsmitteln im Körper nur in chemischen und physikalischen Begriffen interpretieren, zeigt Dr. Cousens auf brillante Weise auf, wie Nahrung als eigene dynamische Kraft mit dem Menschen interagiert.

Die Zusammenhänge zwischen Ernährung und der Entfaltung der Chakren, dem Aufstieg der Kundalini sowie unserer spirituellen Verwirklichung im Alltag werden dem Leser auf der Grundlage fundierter wissenschaftlicher Erkenntnis in klarer und liebevoller Sprache verdeutlicht. Dr. Cousens vermittelt ganz neue Einsichten in biologische Vorgänge im Körper, feinstoffliche Organisationsstrukturen und spirituelle Phänomene. Sein Werk ist inspirierend, erhellend und führt uns den Weg hinauf aus dem Tal zu den lichten Höhen des Einsseins mit allem, was ist. Dieses Buch - in Amerika seit 10 Jahren ein Standardwerk zum Thema Ernährung - ist wirklich unentbehrlich für alle, die sich auf einem spirituellen Weg befinden!

380 Seiten, kartoniert
DM 38,– / SFr 36,– / ÖS 266,-

ISBN 3-929345-04-8

Annas Vermächtnis

Lena Mitternacht